巧食蔬菜

排毒、清肠胃、精神好

甘智荣 主编

江西科学技术出版社

·南昌·

图书在版编目（CIP）数据

巧食蔬菜：排毒、清肠胃、精神好 / 甘智荣主编
-- 南昌 : 江西科学技术出版社，2019.1
ISBN 978-7-5390-5969-3

Ⅰ．①巧… Ⅱ．①甘… Ⅲ．①蔬菜－食物养生 Ⅳ．
①R247.1

中国版本图书馆CIP数据核字(2018)第162307号

选题序号：ZK2018179
图书代码：B18110-101
责任编辑：张旭　刘苏文

巧食蔬菜：排毒、清肠胃、精神好

QIAOSHI SHUCAI : PAIDU、QINGCHANGWEI、JINGSHENHAO　　　　甘智荣　主编

摄影摄像	深圳市金版文化发展股份有限公司	
选题策划	深圳市金版文化发展股份有限公司	
封面设计	深圳市金版文化发展股份有限公司	
出　　版	江西科学技术出版社	
社　　址	南昌市蓼洲街2号附1号	
	邮编：330009　电话：(0791)86623491　86639342（传真）	
发　　行	全国新华书店	
印　　刷	深圳市雅佳图印刷有限公司	
开　　本	720mm×1020mm　1/16	
字　　数	180 千字	
印　　张	13	
版　　次	2019年1月第1版　2019年1月第1次印刷	
书　　号	ISBN 978-7-5390-5969-3	
定　　价	39.80元	

赣版权登字：-03-2018-351

Preface 序言

俗话说"民以食为天，食以菜为先"，食物是人们赖以生存的基础，蔬菜则是健康和幸福的重要支撑。

蔬菜是餐桌上必不可少的食物之一，它们含有丰富的营养成分：维生素、矿物质、碳水化合物、蛋白质、有机酸……对促进人体健康有着不可忽视的作用。蔬菜能提供 90% 的维生素 C 和 60% 的维生素 A，是人类最重要的营养来源。

多吃蔬菜不仅能维持身体健康，还能使人的情绪更好，从而提高幸福感。摄取足量的蔬菜能让人更加镇定和开心，也能保持充沛的精力。蔬菜和肉类相比，更容易消化，有利于身体吸收，因此减少了身体负担，人的心情自然就会更好。这也是现代社会更提倡多吃蔬菜的一个原因。

可是，蔬菜的种类极其繁多，营养成分各不相同，功效方面也各有所长，不同的蔬菜有不同的食用价值。那么，你知道怎样选择蔬菜吗？选择适合自己身体需要的，选择与其他食物相搭配的，选择补充营养的，选择可以防病治病的，选择调节胃口的，选择改善心情的……这些都是学问。

翻开本书，蔬菜料理不再千篇一律，蔬菜做法可以花样百出，蔬菜可以让人胃口大开。

蔬菜品种不同，营养价值也不同，多吃蔬菜能保持健康的身体和娇好的容颜。这里，我们将为你介绍多种新奇的蔬菜做法。

Contents　目录

Part 3

果实类蔬菜

Part4
根茎类蔬菜

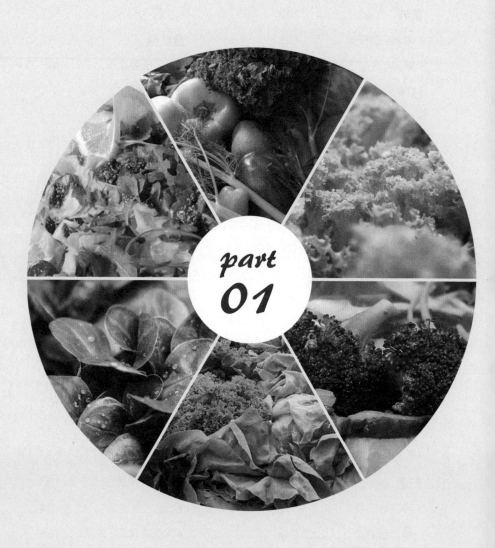

part
01

蔬菜食用常识

在日常生活中，人们可根据食材和口味的不同选择不同的烹饪方式，本章将主要介绍烹饪蔬菜的注意事项以及相关常识，如介绍美味凉拌菜的制作秘诀、炒菜的诀窍等，相信对提高你的烹饪水平一定有很大的帮助。

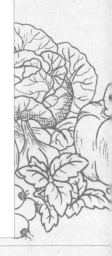

食用蔬菜的注意事项

专家建议，每人每天要吃500克的新鲜蔬菜。多吃新鲜蔬菜好，这谁都知道，可并不是吃了新鲜蔬菜就可以达到补充营养的效果。问题的症结在于，人们烹饪、食用蔬菜的时候，总是存在一些误区，导致事倍功半。那么，你走进这些误区了吗？

point 1　久存蔬菜

上班族通常喜欢一周做一次大采购，把采购回来的蔬菜存在家里慢慢吃。这样虽然节省时间，但是要知道，蔬菜每多放置一天，就会损失大量的营养素。例如菠菜，在通常状况下（20℃）放置一天，维生素C损失就高达84％。因此，应该尽量减少蔬菜的储藏时间。如果很有储藏的必要，也应该选择干燥、通风、避光的地方。

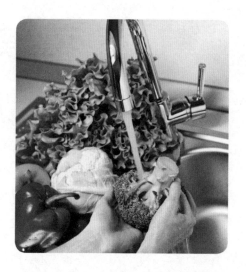

point 2　不要先切后洗

许多蔬菜，人们都习惯先切后洗，其实，这样做是非常不科学的。正确的做法是：把叶片剥下来清洗干净后，再用刀切成片、丝或块，随即下锅烹炒。还有，蔬菜不宜切得太细，过细容易流失营养素。总之，能够不用刀切的蔬菜就尽量不要用刀切。

point 3　生吃蔬菜

现在蔬菜的污染多来自农药或霉菌，进食蔬菜发生农药中毒的事时有发生。蔬菜亦是霉菌的寄生体，霉菌大都不溶于水，甚至有的在沸水中也安然无恙。它们能进入蔬菜的表面几毫米深。因此，食蔬菜必须用清水多洗多泡，去皮，多丢掉一些老黄腐叶，切勿吝惜。

point 4 挤菜汁

在做馄饨、包子的馅心时，需把蔬菜斩细，这时会有大量的汁水流出。有的人为了保证包子成型或包馅的方便，把汁水挤掉，这样一来就把菜中70％的维生素和矿物质丢弃了。正确的方法是将蔬菜与香干、香菇、肉等一起剁切、搅拌，让蔬菜的汁水渗到其他馅料中。

 point 5 丢掉含维生素最多的部分

人们一些习惯性的蔬菜加工方式，也影响蔬菜中营养素的含量。例如，有人为吃豆芽的芽而将豆瓣丢掉，殊不知，豆瓣的维生素C含量比芽根多2～3倍。

point 6 吃半生菜

许多人爱吃半生四季豆，而半生四季豆含皂素，不煮去皂素会引起腹泻。

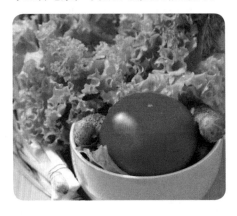

 point 7 冷藏不当

低温可以延缓蔬菜出现腐败变质的情况，但绝不是温度越低越好。大多数蔬菜的适宜保存温度是3～10℃。但黄瓜是个例外，其贮存温度不能低于10℃；如果放在4℃左右的冰箱里冷藏，黄瓜颜色会变深，瓜体变软，切开后可见到透明状的胶状液体，使黄瓜的清香荡然无存。

 point 8 烧煮时间太长

有些朋友担心菜烧不熟，刻意延长烧煮时间，这是错误的做法。蔬菜中的维生素C遇热易氧化分解，在大火快炒或加盖短时间加热时其损失量较少。据研究表明，如果烧上10分钟，维生素C会减少60％或更多。

 point 9 小火炒菜

维生素C、维生素B_1都怕热、怕煮。据测定，大火快炒的菜，维生素C损失仅17％，若炒后再焖，菜里的维生素C将损失59％。所以炒菜要用旺火，这样炒出来的菜，不仅色美味好，而且菜里的营养损失也少。烧菜时加少许醋，也有利于维生素的保存。

吃菜不喝汤

许多人爱吃青菜却不爱喝菜汤，事实上，烧菜时，大部分维生素溶解在菜汤里。以维生素 C 为例，小白菜炒好后，维生素 C 会有 70% 溶解在菜汤里；新鲜豌豆放在水里煮沸 3 分钟，维生素 C 有 50% 溶在汤里。

菜做好了不马上吃

有人为节省时间，喜欢提前把菜烧好，然后在锅里温着等人来齐再吃，或者下顿热着吃。其实，蔬菜中的维生素 B_1 在烧好后温热的过程中可损失 25%。烧好的白菜若温热 15 分钟，损失维生素 C 可达 20%，保温 30 分钟会再损失 10%，若长到 1 小时，就会再损失 20%。假如青菜中的维生素 C 在烹调过程中损失 20%，溶解在菜汤中损失 25%，如果再在火上温热 15 分钟损失 20%，共计 65%，那么我们从青菜中得到的维生素 C 就不多了。

速冻蔬菜煮得时间过长

速冻蔬菜类大多已经被涮过，不必煮得时间过长，不然就会烂掉，丧失很多营养。

蔬菜炒着才好吃

经过调查发现，几乎一半以上的人将"炒"作为烹饪蔬菜的首选方式。专家指出，很多人因为不爱吃蔬菜，会通过多放油、翻炒时间长等方式来改变蔬菜的口感，但实际上，这会让蔬菜里的维生素等营养素过多流失。对于大部分蔬菜来说，用水焯过之后凉拌、急火快炒都是不错的方法。胡萝卜、西红柿等含有脂溶性维生素的蔬菜可以多放一点油，但不能太多。

吃未炒熟的豆芽菜

豆芽质嫩鲜美，营养丰富，但吃时一定要炒熟，不然食用后会出现恶心、呕吐、腹泻、头晕等不适反应。

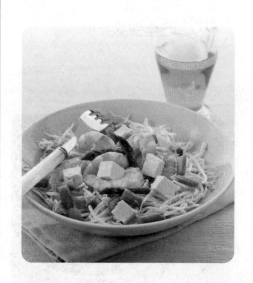

point 15　经常在餐前吃西红柿

西红柿应该在餐后再吃。这样，可使胃酸和食物混合，大大降低酸度，避免胃内压力升高引起胃扩张，产生腹痛、胃部不适等症状。

point 16　偏爱吃炒菜

很多减肥中的人相信，肉和蔬菜一起炒可以减少脂肪的摄入，其实蔬菜更容易吸收油脂，这样做得不偿失。

point 17　过量食用胡萝卜

虽然胡萝卜很有营养，但也要注意适量食用。过多饮用以胡萝卜或西红柿做成的蔬菜果汁，都有可能引起胡萝卜血症，使面部和手部皮肤变成橙黄色，出现食欲不振、精神状态不稳定，甚至睡眠不踏实等情况。

point 18　胡萝卜与白萝卜混合做成泥酱

不要把胡萝卜与白萝卜一起磨成泥酱。因为，胡萝卜中含有能够破坏维生素 C 的酵素，会把白萝卜中的维生素 C 完全破坏掉。

point 19　吃蔬菜不变花样

在中国，人们常吃的蔬菜就有 100 多种，但很多人见到新奇的蔬菜都不敢买，久而久之，商贩们卖的蔬菜也就那么几十种了。专家认为，吃蔬菜，不仅每人每天要保证 300 ～ 500 克的量，更要保证绿叶菜、茄果类、薯芋类、白菜类、瓜类、根茎类等各类蔬菜都要吃。因为每类蔬菜中所含的营养物质成分不一，比如菠菜、圆白菜、空心菜等绿叶菜含有丰富的 B 族维生素、维生素 C 和多种矿物质，营养价值较高。

point 20　韭菜做熟后存放过久

熟韭菜隔夜变成毒。韭菜最好现做现吃，不能久放。如果存放过久，其中大量的硝酸盐会转变成亚硝酸盐，引起毒性反应。

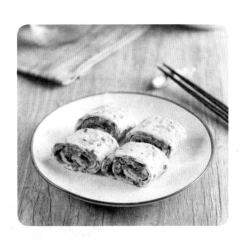

蔬菜的调理方法

饮食不规律，吃得多、睡得少、运动少，饮食方面蔬菜摄入得少，导致上火。油腻吃得太多，导致食欲不振，精神不好。那么现在应该吃些什么来调节呢？

 选择适合自己的蔬菜

◎一般人

尽量变换蔬菜品种，采取多样化的原则，每餐吃两三种新鲜蔬菜，一天三餐不下六种，从中摄取人体必需的多种营养物质。

◎青少年

多吃西红柿、胡萝卜、土豆和豌豆等蔬菜，它们富含维生素 C、胡萝卜素、糖类和蛋白质等，青少年多吃有利促进生长发育。

◎肥胖及高血压者

应多吃些黄瓜、冬瓜、丝瓜、苦瓜、西红柿、芹菜、紫茄子及洋葱等，因为这些蔬菜水分充足，有利尿的作用，常吃能减肥。

◎老年人

应该多吃些茄子、西红柿、洋葱等。因茄子中含有较多的维生素 P，可以起到柔和血管壁、增加毛细血管弹性的作用，可防治老年人多发的高血压和脑出血。西红柿中含有保护血管的维生素 C 和多种微量元素，对老年人健康有益。

◎孕妇及哺乳期妇女

应多吃西红柿、胡萝卜、苋菜、油菜、豌豆、土豆、黄瓜、冬瓜等蔬菜，以保证获取较多的维生素 A 原、维生素 C、钙和其他矿物质。蛋白质及糖类可维持胎儿的正常发育，促进乳汁分泌。

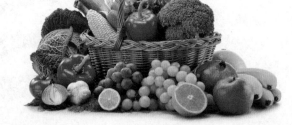

point 2 时令蔬菜，吃出来的健康

蔬菜的种类广泛，各种蔬菜生长季节各不相同，使得其属性各不相同。中医的基本养生之道即顺应自然界变化，以避免生出百病。一年分春夏秋冬四季，我们常听说"春生，夏长，秋收，冬藏"，就是要我们顺应各季的养生规律，巧食时令蔬菜，食补胜过药补。

◎春季

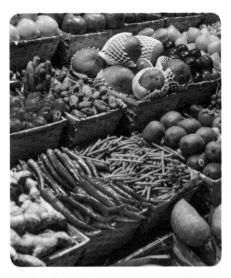

最早提出春天养生之法的《黄帝内经》有云："春三月，此谓发陈，天地俱生，万物以荣，夜卧早起，广步于庭，被发缓形，以使志生，生而勿杀，予而勿夺，赏而勿罚，此春气之应，养生之道也。"也就是说，只要早睡早起，保证充分与高品质的睡眠，就是应付春困最简单的方法了，这就使身体顺应了自然的变化。而在春天，体内的肝胆经脉会活跃旺盛，相对地就会影响到脾胃的消化吸收功能，因此饮食上应以清淡为主。"省酸增甘，以养脾气"，意思就是春天应少吃酸味的东西，多吃甘味的食物，这样就可补养人体的脾胃之气，增进胃肠系统的健康。既然是肝胆经络活跃旺盛的时期，必然不能食用温热的补品，以免加重身体内热而损伤人体正气。最常见的春天养生蔬菜有韭菜、菠菜、洋葱、木瓜、香椿、春笋、马兰头、芹菜、莴苣、荠菜、油菜、瓠瓜、花菜、甜豆、豌豆等。

◎夏季

夏天是一年里阳气最盛的季节，对人来说，也是新陈代谢旺盛的时期。人体阳气外发，伏阴在内，格外容易因为避暑而过分贪凉，从而伤害了体内的阳气。加上五月梅雨季节，湿气渐重，此时个人体质如果不佳，便会出现伤津耗气、疲劳身倦的"伤暑"症状。伤暑时会感觉身体热热的，但不一定会有实际发烧、体温上升情况，还可能伴有口干唇燥、烦渴欲饮、大便干结、心烦闷乱等症状。如没有好好调理，一旦身体的代偿功能无法负荷，就会耗伤人体的元气。当"伤津"转变成"伤气"时，人体就会出现身体疲劳、四肢无力、呼吸不顺畅，甚至连讲话都有气无力的现象。

由此可见，夏天的养生蔬菜主要着重于清热利湿。而水分充足的蔬菜，其甘寒之性可清暑解热，蔬菜的水分可补充在夏天从汗液中流失的水分。

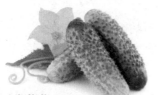

多吃含水量多的瓜类蔬菜

夏季气温高，人体流失的水分比其他季节要多，需要及时补充水分。冬瓜含水量居众菜之冠，高达96%，其次是黄瓜、金瓜、丝瓜、佛手瓜、南瓜、苦瓜等。这就是说，吃了500克的瓜菜，就等于喝了450毫升高质量的水。另外，所有瓜类蔬菜都具有高钾低钠的特点，有降低血压、保护血管的作用。

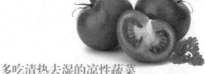

多吃清热去湿的凉性蔬菜

夏季对人体影响最重要的因素是暑湿之毒。暑湿侵入人体后会导致毛孔张开，过多出汗，造成气虚，还会引起脾胃功能失调，食物消化不良。吃些凉性蔬菜，有利于生津止渴、除烦解暑、清热泻火、排毒通便。夏季上市的凉性蔬菜有苦瓜、丝瓜、黄瓜、菜瓜、西红柿、茄子、芹菜、生菜、芦笋等。

多吃解火败毒苦味蔬菜

科学研究发现，苦味食物中含有氨基酸、维生素、生物碱、苷类、微量元素等，具有抗菌消炎、解热去暑、提神醒脑、消除疲劳等多种医疗、保健功能。现代营养学家认为，苦味食品可促进胃酸的分泌，增加胃酸浓度，从而增加食欲。常见的苦味蔬菜有苦瓜、苦菜、蒲公英、荷叶等。

多吃抗炎杀菌的蔬菜

夏季气温高，病原菌滋生蔓延快，是人类疾病，尤其是肠道传染病多发季节。这时多吃些"杀菌"蔬菜，可预防疾病。这类蔬菜包括大蒜、洋葱、韭菜、大葱、香葱、青蒜、蒜苗等。这些葱蒜类蔬菜中含有丰富的植物广谱杀菌素，对各种球菌、杆菌、真菌、病毒有杀灭和抑制作用。其中，作用最突出的是大蒜。

◎秋季

秋季的特色就是有"燥气"，称之为"秋燥"。尤其是夏秋之交，人体多个组织均感水分不足，如受风凉，易引起头痛、流泪、咽干、鼻塞、咳嗽、胃痛、关节痛。中医认为这些"燥症"的形成，主要是由于个人平时的身体虚弱、津液不足，加之人在这种气候转变的时候喜欢吃些温补的食品或煎炸类食物，结果引起火气上升而引发这些症状。

《饮膳正要》说，"秋季燥，宜食麻以润其燥"，"麻"指的是芝麻，当然，实际养生中不局限于吃芝麻，还有很多其他润肺生津、养阴润燥的食品。适合秋季养生的蔬菜以"少辛增酸"为主，即少吃些辛辣食品，如葱、姜、蒜、辣椒、胡椒等，因为辛味会加盛肺气，从而破坏肝脏功能。而多食酸味有入肝、保肝的效果，可抵御过盛肺气的侵入。

适宜秋天食用的蔬菜有秋葵、菱角、莲藕、辣椒、栗子、冬瓜、四季豆、豇豆、扁豆、番薯叶、山药、白菜。

◎冬季

冬天里要养藏人体的阳气，因为冬天气候寒冷，阴气较旺，整个自然界处于一种阴盛阳衰的状态。基于中医"天人相应"的道理，在此阳气较衰少的时候，就必须保养、收养体内阳气。有些人肾阳虚衰、体力不足，冬天往往会手脚冰冷，甚至脸色发青，基于"祛寒就温"的理念，利用进补来养血益气、温阳补肾，的确是养收阳气很好的方法。就中医的观点，冬天进补应以滋补肾气为主。

在日常生活的调养中，"补"又有药补和食补两种。食补要比药补重要得多，因为食补的效果温和一些，不会轻易出现因药物使用不当而造成的不良后果。滋补身体的食品大体可分为滋阴和补养两大类。虽然冬令进补多为肉类，但进补过多蛋白质、脂肪等，往往会诱发许多疾病，如伤食、食积、食滞等。而很多蔬果不仅有滋阴补阳的作用，还有助于在大鱼大肉后肠胃清理，可见蔬菜是何其重要的食材。

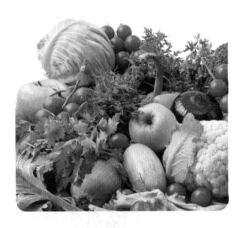

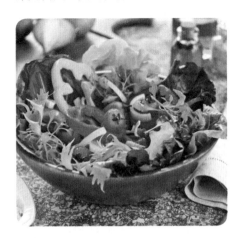

看颜色吃蔬菜

以前大家常说五色蔬菜（即绿、红、黄、白、黑，与五脏对应），其中并不包含紫色蔬菜。而今，人们终于将紫色蔬菜与"五色蔬菜"提到了同样高的位置。

◎黑色蔬菜养胃

黑色蔬菜有黑茄子、黑香菇、黑木耳等。

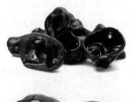

黑色蔬菜能刺激人的内分泌和造血系统，促进唾液的分泌，有益肠胃，进而促进消化。例如黑木耳就具有帮助消化膳食纤维类物质的特殊功能，还可使头发乌亮、牙齿不脱。

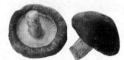

◎紫色蔬菜抗氧化

以紫色为主的蔬菜有紫茄子、紫洋葱、紫薯、紫山药、紫甘蓝、紫辣椒等。

这类蔬菜富含维生素 P，其胡萝卜素含量少于绿色蔬菜，但多于白色蔬菜。紫色蔬菜中含有很特别的一种物质——花青素。花青素除了具备很强的抗氧化、预防高血压、减少肝功能障碍等作用之外，其改善视力、预防眼部疲劳等功效也被很多人所认同。

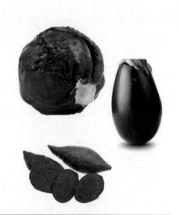

◎绿色蔬菜养肝

常见的绿色蔬菜有芹菜、菠菜、荠菜、豌豆、黄瓜、豆角、茼蒿、油麦菜、香椿、西蓝花等。

绿色食品具有舒肝强肝的功能，是良好的人体"排毒剂"。这些蔬菜对高血压及失眠者有一定的镇静作用，并有益肝脏。如芹菜，其蛋白质含量比一般瓜果蔬菜高一倍，钙和铁含量比西红柿高 20 倍，并富含纤维素，可促进血液循环，因此具有降低血液黏稠度、降低血压、保护血管以及增强免疫的功能。

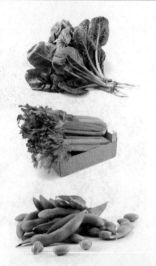

◎红色蔬菜养心

常见的红色蔬菜有红辣椒、红薯、胡萝卜等。

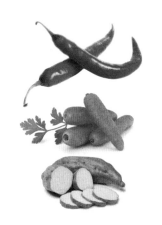

红色食物具有极强的抗氧化性，它们富含番茄红素、丹宁酸等，可以保护细胞，具有抗炎作用。红色食物进入人体后可入心、入血，大多具有益气补血和促进血液、淋巴液生成的作用，从而提高免疫力，为预防疾病提供保证。

◎黄色蔬菜养脾

黄色蔬菜能给人清新脆嫩的视觉感受，包括韭黄、南瓜、金针菜、黄心番薯、黄豆芽等。

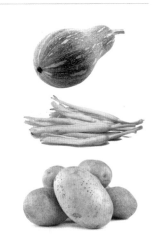

以黄色为基础的食物如南瓜、大豆、土豆等，可提供优质蛋白、脂肪、维生素和微量元素等，常食对脾胃大有裨益。此外，在黄色食物中维生素 A、维生素 D 的含量均比较高。维生素 A 能保护肠道、呼吸道黏膜，可以减少胃炎等疾患发生；维生素 D 有促进钙、磷元素吸收的作用，进而起到壮骨强筋之功。

◎白色蔬菜养肺

常见的白色蔬菜有莲藕、白萝卜、竹笋、茭白、花菜、冬瓜、洋葱、大蒜等。

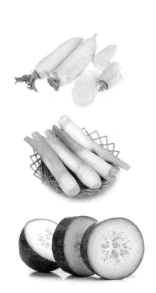

大多数白色食物，蛋白质含量比较高，经常食用既能消除身体的疲劳，又可促进病体的康复。食用白色蔬菜能起到缓解情绪、调节血压和强化心肌的作用，其中尤以白萝卜益处最多。民间自古就流传着"萝卜上街，药铺停歇"的俗语，白萝卜除了能刺激食欲、帮助消化、化痰生津外，还能起到抗病毒和防癌的功效。值得一提的还有花菜，花菜中所富含的叫作"吲哚氯"的化合物，能有效降低活性雌激素的浓度，起到预防乳腺癌、提高抵抗力的作用。

为何每日都要**吃蔬菜**

"三天不吃青，眼睛冒金星"，几天不吃蔬菜，身体便觉不适。当人体出现酸碱失调，需要碱性食物的时候，便出现想吃蔬菜的欲望，这就是民谚所指示的实质了。

蔬菜的营养功效不容忽视

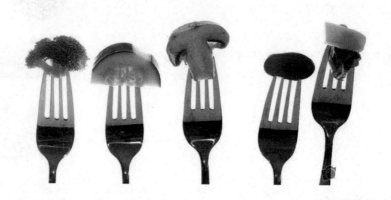

蔬菜的营养不可低估。众所周知，蔬菜可提供人体所必需的多种维生素和矿物质。据 1990 年国际粮农组织统计发现，九成人体必需的维生素 C、六成维生素 A 来自蔬菜，可见蔬菜对人类健康的贡献之大。此外，蔬菜中还有多种多样的植物化学物质，是人们公认的对健康有效的成分，如类胡萝卜素、二丙烯化合物、甲基硫化合物等。目前，果蔬中可以有效预防慢性、退行性疾病的多种物质，正在被人们研究发现。

据估计，目前世界上有 20 多亿或更多的人受到环境污染而引起多种疾病，如何解决因环境污染产生大量氧自由基的问题，日益受到人们关注。解决的有效办法之一，是在食物中增加抗氧化剂，协同机体排除有破坏性的活性氧、活性氮。研究发现，蔬菜中有许多维生素、矿物微量元素以及相关的植物化学物质、酶等，都是有效的抗氧化剂，所以蔬菜不仅是低糖、低盐、低脂的健康食物，同时还能有效地减轻环境污染对人体的损害，同时蔬菜还具备对多种疾病的预防作用。

point 2 吃蔬菜的五大好处

蔬菜营养丰富，是餐桌上必不可少的食物，这是大家都知道的。但蔬菜中具体有哪些营养成分对人体的健康有益，很多人会被这个问题难住。下面就给大家具体介绍吃蔬菜的五大好处。

◎吃蔬菜的五大好处

①蔬菜富含纤维质，多吃蔬菜可以促进身体的代谢功能，达到控制体重的目的。

②蔬菜富含维生素，是维生素的最佳来源，也是少年儿童生长发育所需营养素的重要来源。

③蔬菜中的膳食纤维能促进咀嚼，使饱足感增加，减少食物摄取量，进而减少热量的摄取。

④多吃蔬菜，除了可延缓食物消化吸收的速率，更能健胃整肠，调整血液品质及身体体质。

⑤蔬菜多为碱性食品，多吃蔬菜能中和胃酸，调节人体血液中酸碱值的平衡。

point 3 健康无毒吃蔬菜

蔬菜是家庭日常饮食中必不可少的食物，由于一些蔬菜本身就含有一定的毒素，或者在生长过程中被大量使用化肥、农药，因此市场上的大部分蔬菜都或多或少地带有毒素，烹饪前就需要去毒。

基本上虫子都很喜欢吃带叶的蔬菜，像小白菜、油麦菜、萝卜叶等，这些叶菜很对虫子的胃口，所以农药残留相对其他蔬菜肯定会多。现在很多菜市场小贩菜的来源不明，很多时候都买不到新鲜的菜，蔬菜的农残更让人担心。也有一些人认为，只要上面带有虫洞，使用农药肯定会少些，也就比较安全。其实，随着农药的大量推广使用，害虫的抗药性也越来越强，并且有些农药非但阻止不了虫子，反而对人的健康会产生一定的危害，所以就算对有虫洞的蔬菜也不能掉以轻心。

蔬菜的菜帮和菜蒂是农药最多的蔬菜部位，专家指出，像油菜、大白菜靠近根部的菜梗，甜椒、尖椒把连着的凹陷部位，农药残留比其他部位多，吃的时候最好切掉。

蔬菜四性五味

古代医学家将中药的"四性"、"五味"理论运用到食物之中，认为每种蔬菜也具有"四性"、"五味"。了解食物的属性，再针对自己的体质食用，对身体大有裨益。

 point 1 **蔬菜的四性**

"四性"即寒、凉、温、热四种属性，介于这四者中间的为平性。中医将食物分成四性，是指人体吃完食物后的身体反应。如吃完之后身体有发热的感觉为温热性，如吃完之后有清凉的感觉则为寒凉性。

四性	功效	适应体质	主要蔬菜
寒	清热降火、解暑除燥，能消除或减轻热症	温热性，如容易口渴、怕热、喜欢冷饮的人	芹菜、空心菜、大白菜
凉			冬瓜、白萝卜、莴笋
温	可抵御寒冷、温中补虚，消除或减轻寒症	寒凉，如怕冷、手脚冰凉、喜热饮的人	生姜、韭菜、蒜、香菜、葱
热			辣椒
平	开胃健脾，强壮补虚，容易消化	各种体质都能食用	黄花菜、银耳、胡萝卜

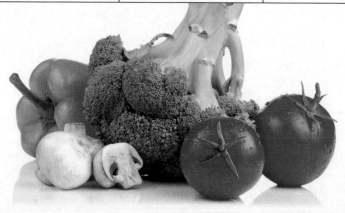

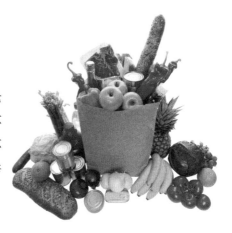

point 2 蔬菜的五味

蔬菜的"五味"是指酸、苦、甘、辛、咸，对应人体的五脏，即肝、心、脾、肺、肾。不论是食物本身的味道，还是佐料，都会对五脏起不同作用。五味食物虽各有好处，但食用过多或不当也有负面影响，要依据不同体质来食用。如辛味食得太多，体质本属燥热的人便会发生咽喉痛、长暗疮等情形。

五味	功效	对应器官	禁忌	主要蔬菜
苦	降火除烦，清热解毒	心	胃病者宜少食不消化	苦瓜、芥兰
甘	健脾生肌，补虚强壮	脾	糖尿病患少食或不食	玉米、甘红薯
辛	补气活血、能促进新陈代谢	肺	多食伤津液火气	大姜、葱、辣椒
酸	生津养阴，收敛，如胃酸不足、皮肤干燥	肝	多食易伤筋骨	豆类、种子类
咸	通便补肾	肾	多食会造成血压升高	海带、紫菜
淡	利尿、治水肿		无湿性症状者慎用	冬瓜、薏仁

关于蔬菜的**注意事项**

为什么吃蔬菜？蔬菜能够给我们补充多种元素，使我们的身体更加健康。但是在日常生活中，也要注意蔬菜中的几点事项：

 如何区别无公害、绿色、有机蔬菜

无公害蔬菜： 禁止使用高残留、高剂量农药，产品能达到国家的食品卫生标准。

绿色蔬菜： 不等于纯天然、无污染，而是限定农药使用种类和剂量的蔬菜。

有机蔬菜： 安全级别最高，是完全禁止使用任何农药，而且是在无污染的环境下种植出的蔬菜。

 如何组合蔬菜才更营养

蔬菜中含有丰富的维生素、无机盐、纤维素和果酸等营养物质，是人体营养的重要来源。

有人炒菜习惯单一地炒，其实将几种蔬菜合在一起炒，营养会更好。

营养互补： 维生素C在深绿色蔬菜中最为丰富，而黄豆芽则富含维生素B_2，若用黄豆芽炒菠菜，则两种维生素均可获得。柿子椒中富含维生素C，胡萝卜中富含胡萝卜素，土豆中富含热量，若将三者合炒，则可营养互补。

增进食物的色、香、味： 红色、绿色菜看可促进食欲，若在炒莴笋时放入一些胡萝卜片、鲜红辣椒，色泽会很鲜艳；若放入一些香菜，则可使菜变香。西红柿可使菜变成红色并有酸味，可促进食欲，所以炒绿色蔬菜时可适量加些西红柿。

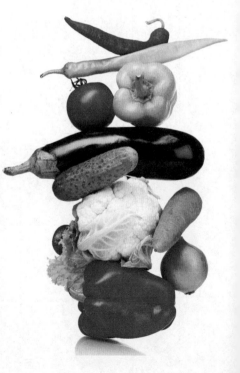

炒菜的**诀窍**

如何才能炒出美味的蔬菜呢？下面为你介绍许多炒菜的小窍门，相信会对你的烹饪水平有很大的帮助。

 ### 炒菜用铁锅最好

炒菜用铁锅效果最好，这样不但维生素损失少，而且可补充铁质。若用铜锅煮菜，维生素 C 的损失要比其他炊具要高 2~3 倍，这是因为铜锅煮菜会产生铜盐，促使维生素 C 氧化。

 ### 炒蔬菜要旺火快炒

炒蔬菜时，要等锅里的油温超过 100℃，即气泡消失后再倒菜入锅，急火快炒可保留 82.7%~99.3% 的维生素 C，如采用一般的炒、煮、焖，维生素 C 仅可保留 31.6%。

 ### 炒菜的油温最好控制在 200℃以下

炒菜时先熬油已经成为很多人的习惯，弄得油烟弥漫，这样做是有害的。油温高达 200℃以上时会产生一种叫作"丙烯醛"的有害气体，它是油烟的主要成分，还会产生极易致癌的过氧化物，炒菜时最好将油温控制在 200℃以下。

 ### 炒青菜宜加醋

炒蔬菜时，如果在蔬菜下锅后就加一点醋，能减少蔬菜中维生素 C 的损失，促进钙、磷、铁等矿物成分的溶解，提高菜肴的营养价值和人体对营养素的吸收利用率。

 ### 不宜用微火炒菜

许多人担心用急火炒菜会破坏蔬菜中的营养，就采用微火小炒，用微火、小火炒菜是不科学的。用急火爆炒容易在极短的时间内将菜炒好，可大大减少菜肴中营养素的破坏和损失。在蔬菜加热过程中，其所含的营养素是不断遭到破坏的，加热的时间越长，蔬菜的营养流失越多。绿色蔬菜急火爆炒，可使胡萝卜素的保存率达到 76%~90%，维生素 C 的保存率达到 60%~80%。维生素 C 对促进肠道排毒起到重要作用，如果长期食用这类维生素 C 大量缺失的菜肴，对肠道的有效排毒非常不利，从而造成人体毒素的堆积，易诱发各类疾病，影响人体健康。所以，炒菜的时间越短越好，切忌用微火慢炒。

炒菜不宜炒太久

炒菜不宜炒太久，炒久了会损失大量的维生素。

炒菜放盐的最佳时间

用豆油、菜籽油炒菜，为减少蔬菜中维生素的损失，一般应在菜炒熟后再放盐。用花生油炒菜，由于花生油极易被黄曲霉污染，故应先放盐炸锅，这样可以大大减少黄曲霉菌毒素。用荤油炒菜，可先放一半盐，以去除荤油中残留的有害物质，菜炒熟后再加入食盐和味精，因为含水分多在 90% 以上，先放入食盐，在菜内的水分便会向外渗，使蔬菜的鲜嫩口感变差。

炒蔬菜的窍门

炒苋菜： 在冷锅冷油中放入苋菜，再用旺火炒熟。这样炒出来的苋菜色泽明亮、滑润爽口，不会有异味。

炒芹菜： 先将油锅用猛火烧热，再将菜倒入锅内快炒，炒出的芹菜鲜嫩、脆滑、可口。

炒胡萝卜： 胡萝卜素只有溶解在油脂中才能被人体吸收，因此，炒胡萝卜时要多放些油，特别是同肉类一起炒较好。

炒豆芽： 炒时速度快。但脆嫩的豆芽往往会有涩味，可在炒时放一点醋，既能去除涩味，又能保持豆芽爽脆嫩的口感。

炒洋葱： 将切好的洋葱粘面粉，入锅炒，炒出的洋葱色泽金黄、质地脆嫩、味美可口。炒洋葱时，加少许白葡萄酒，则不易炒焦。

炒青椒： 炒青椒要用急火快炒，炒时加少许盐、味精、醋，烹炒几下，出锅装盘即成。

美味凉拌菜的**制作窍门**

如何才能凉拌出美味的蔬菜呢？下面为你介绍许多凉拌菜的小窍门，相信对你的烹饪水平有很大的帮助。

 选购新鲜材料

由于凉拌菜多数生食或略焯水，因此做凉拌菜首选新鲜食材，尤其要挑选当季盛产的原材料，不仅便宜，滋味也比较好。生拌蔬菜时，要将蔬菜用清水洗净，有些蔬菜还需在沸水中快速焯烫，以除虫、病菌和农药残留。

 先用盐腌一下

例如苦瓜、小黄瓜、胡萝卜等材料，凉拌前要先用盐腌一下，再挤干水分，或用清水冲去盐，沥干后再加入其他材料一起拌匀，不仅口感较好，调味也会较均匀。

 完全沥干水分

将原材料洗干净或者焯烫过后，最好将原材料完全沥干水分，否则拌入的调味酱料的味道会被原材料的水分稀释，这样会导致成菜风味不足。

 调味料先要调和均匀

各种不同的调味料要先用小碗调匀，最好能放入冰箱冷藏，待要用时再和蔬菜一起搅拌。尤其要注意，不要过早加入酱料，否则会冲淡调味。调味是凉拌菜的关键，也是形成菜肴鲜美味道的主要程序，要视菜的原料和食用者对咸、甜、酸、辣、苦、鲜等要求，正确选择调味品，并且按照各种调料的特性，酌量、适时使用，否则达不到理想的调味效果。

凉拌菜通常使用的调味料有盐、酱油、醋、香油、芝麻油、芥末、葱、姜、蒜、辣椒、白糖等。

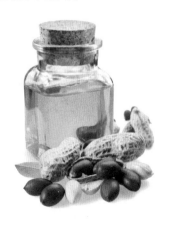

怎样炖煮出美味可口的蔬菜

各式各样的蔬菜，都具有它独特的天然甘甜，加上丰富的颜色与营养，令人胃口大开，将不同的蔬菜组合炖煮，是最方便又能得到完整营养的好方法。

 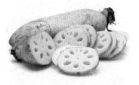 **莲藕** 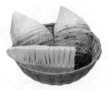 **竹笋**

炖煮技巧：莲藕如果炖着吃，口感也特别好。在烹饪莲藕时千万不能用铁锅铁器，否则整个莲藕的颜色会变黑变暗，炖莲藕应该选用铜锅或砂锅。

炖煮技巧：烹饪竹笋时，可用开水煮，不仅容易熟，而且松脆可口。此外，在水中加几片薄荷叶或一点盐，竹笋煮后就不会缩小了。

 南瓜 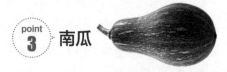 **红薯**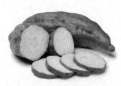

炖煮技巧：煮南瓜不要等水烧开在放入，否则等内部煮熟，外部早就熟烂。煮南瓜的正确方法是将南瓜放在冷水中煮，这样煮出来的南瓜才会内外皆熟。

炖煮技巧：将少量明矾和食盐溶解于适量清水中，把生红薯切成块浸入水中，十几分钟后捞起洗净再煮，这样可防止或减轻食用红薯腹胀。

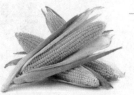 **玉米** **芋头**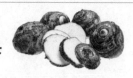

炖煮技巧：煮玉米时，不要剥掉所有的皮，应留下一两层嫩皮，煮时火不要太大，要温水浸煮。

炖煮技巧：芋头的皮一般比较难去掉，先将芋头洗净，放开水锅中煮后，捞出待凉，就很容易剥去皮。芋头要用大火煮熟，否则其中的黏液会刺激喉咙。

自制健康好吃的泡菜妙招

日常中，一碟小小的泡菜会让你胃口大开，增加食欲。家庭制作泡菜很方便，但是要腌制一坛美味可口的泡菜也是有许多讲究的。下面我们来分享家庭制作泡菜的诀窍。

下面就给大家介绍制作泡菜妙招

①容器的选择是制作泡菜的关键之一。泡菜的容器应选择火候老、釉质好、无裂纹、无砂眼、吸收良好、声音清脆的泡菜坛子。

②调料是泡菜形成的关键，泡菜调料包括佐料和香料。泡菜佐料有白酒、料酒、甘蔗、红糖和干辣椒等，香料有八角、花椒、胡椒、草果等。

③要泡制色香味俱佳、营养卫生的泡菜，必须选择好的原料。泡菜原料的选择原则是质地鲜嫩、肉厚硬健、无虫咬、无烂痕、无斑点。

④根据个人喜好确定泡菜风味。在保持泡菜本味的基础上，可视菜品本身特性或客观需要，再酌加调味品拌之。

⑤做泡菜还应注意天数。坛中的泡菜最好腌 5~8 天，时间短了不入味，时间长了会影响泡菜的口味。

⑥泡菜盐水的配制对泡菜质量有重要影响，一般选择含矿物质较多的井水和泉水配制泡菜盐水，能保持泡菜成品的脆性。食盐宜用品质良好、含苦味物质较极少者为佳，最好用井盐。

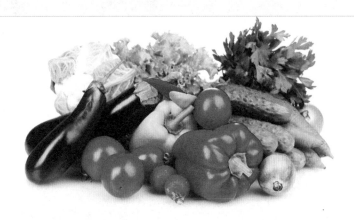

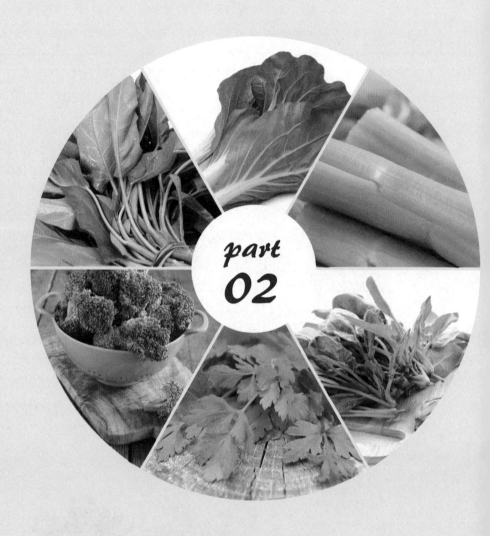

part

02

叶菜类、
花菜类蔬菜

叶菜类是指以肥嫩菜叶、叶柄作为食用部分的蔬菜。这类蔬菜生长期短，适应性强，是矿物质和维生素的重要来源。在这类蔬菜中，以绿色叶菜为代表，含有较多的钙、磷、钾、镁、铁、铜、锰等，且钙、磷、铁的吸收和利用较好，而成为钙和铁的一个重要来源。

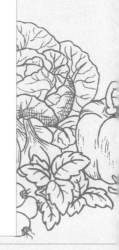

白菜

别名：黄芽菜、菘菜、胶菜、绍菜

Cabbage

性味归经

性平，味甘，归肠、胃经

小档案

白菜营养丰富，柔嫩适口，品质佳，耐贮存。白菜是市场上最常见的、最主要的蔬菜种类，因此有"菜中之王"的美称。

营养价值

含水分，蛋白质，脂肪，多种维生素，粗纤维，钙、磷、铁、锌等矿物质。

100g
热量约

24
大卡
calories

白菜保存

1.通风储存法：温度在 0℃以上，可在白菜叶上套上塑料袋，口不用扎，根朝下竖着放即可。

2.码堆储存法：晾晒 3 ～ 5 天，白菜叶失去水分发蔫时，再撕去黄叶，按菜头向外、菜叶向里的方式堆码。

烹饪指南

◎炒白菜之前可以先放入沸水里煮 2 ～ 3 分钟，捞出沥去水，可去除白菜的苦味。

如何选购

观外形 选购白菜的时候，要看根部切口是否新鲜水嫩。

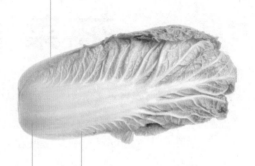

看颜色 颜色是翠绿色最好，越黄、越白则越老。

掂重量 整棵购买时要选择卷叶坚实的，同样大小的应选重量更重的。

白菜切法

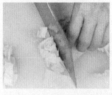

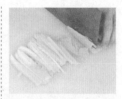

①将白菜放在砧板上，摆放整齐，把白菜切 3~4 厘米的块。

②将白菜放在砧板上，摆放整齐，把白菜切 5~6 厘米的段。

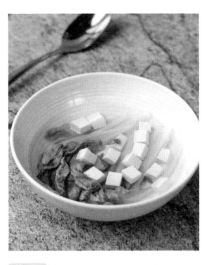

🍴 白菜豆腐汤

原料

白菜............ 150 克
豆腐............ 300 克
葱花................ 少许

调料

盐 .... 3 克
鸡粉 .... 2 克
芝麻油 .... 适量
食用油 .... 适量

制作方法

❶ 洗净的小白菜切成两段,装碗; 洗好的豆腐切块,装盘。

❷ 锅中注水烧开,加入食用油、盐、鸡粉、豆腐,煮约 2 分钟。

❸ 放入小白菜,煮约 1 分钟至熟,淋入芝麻油,拌匀,盛出,装碗,撒葱花即成。

这样吃:蛋白质丰富,更营养。

🍴 家常炖白菜

原料

白菜.............................. 100 克
排骨.............................. 160 克
香菜................................ 少许

调料

盐 .... 适量

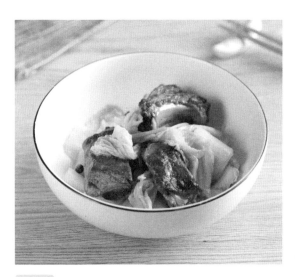

eat!

这样吃:起到解热除烦、通利肠胃的作用。

制作方法

❶ 洗净的白菜,切成块。

❷ 排骨清水煮开去浮沫,重新换水炖开。

❸ 炖开后放入白菜,加入盐,炖至入味,装碗,放入香菜段即可。

菠菜

别名：鼠根菜、赤根菜、鹦鹉菜、波斯草

Spinach

夏、秋季
（4月～9月）

| 1 | 2 | 3 | 4 | 5 | 6 | 7 | 8 | 9 | 10 | 11 | 12 |

性味归经

性凉，味甘，归大肠、胃经

小档案

它是唐初从波斯经尼泊尔传到中国来的，曾被清朝乾隆皇帝赞颂为"红嘴绿鹦哥"，是绿叶蔬菜中的佼佼者。

营养价值

含植物粗纤维、胡萝卜素、维生素C、钙、磷、叶酸、草酸、磷脂等。

100g
热量约

18
大卡
calories

菠菜保存

◎菠菜如果长时间存放在常温状态下，会造成部分营养的流失，为了更好地保存，可采用以下适合家庭储存的方法：

1. 冰箱冷藏法：为了防止其干燥，用保鲜膜包好放在冰箱里，一般在2天之内食用可以保证菠菜的新鲜。

2. 泥土储藏法：将整捆菠菜叶朝下，根朝上存放在潮湿的土里，不要让太阳暴晒，可存放三四天叶绿不黄。

烹饪指南

◎菠菜可以炒、拌、烧、做汤和当配料用，如干煸菠菜、肉末菠菜等。

如何选购

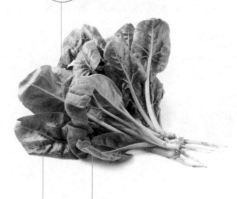

菜梗 菠菜菜梗红短。

叶子 伸张良好、叶面宽、呈翠绿色。

根部 鲜嫩。

菠菜切法

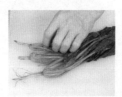

①洗净的菠菜，把根部切除。

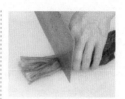

②将菠菜切成5～6厘米的长段。

🍴 牛肉炒菠菜

原料	调料
牛肉...... 150 克	盐 ....3 克
菠菜........85 克	鸡粉..........少许
葱段.........少许	料酒......4 毫升
蒜末.........少许	生抽......5 毫升
	水淀粉......适量
	食用油......适量

制作方法

❶ 洗净的菠菜切段；洗好的牛肉切薄片，肉片装碗，加入盐、鸡粉、料酒、生抽、水淀粉、食用油，拌匀，腌渍一会儿。

❷ 用油起锅，放入牛肉，炒至转色，撒葱段、蒜末，炒香，倒入菠菜，炒至变软。

❸ 加入盐、鸡粉，炒匀，盛出，装在盘中即可。

eat !

这样吃：富含铁，补气色。

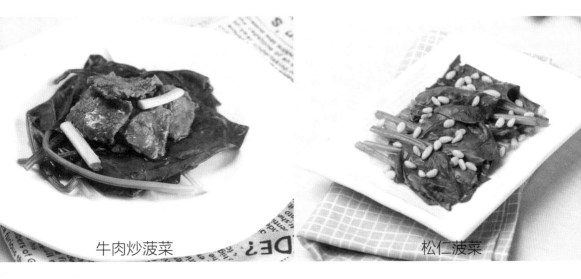

牛肉炒菠菜 　　　　　　　　　松仁菠菜

🍴 松仁菠菜

原料	调料
菠菜.......270 克	盐 ....3 克
松仁........35 克	鸡粉..........2 克
	食用油 . 15 毫升

制作方法

❶ 洗净的菠菜切三段。

❷ 冷锅中注油，放入松仁，炒至香味飘出，盛出，装碟，往松仁里撒上盐，拌匀。

❸ 锅留底油，倒入菠菜，翻炒至熟，加入盐、鸡粉，炒匀，盛出炒好的菠菜，装盘，撒上拌好盐的松仁即可。

eat !

这样吃：含植物粗纤维，促肠道蠕动。

油菜

别名：油白菜、苦菜、芸苔、寒菜、胡菜、苔芥

Oilseed rape

性味归经

性温，味辛，归肝、脾经

小档案

油菜，是十字花科植物油菜的嫩茎叶，原产我国，颜色深绿，帮如白菜，属十字花科白菜变种。南北广为栽培。

营养价值

含蛋白质、脂肪、碳水化合物、钙、磷、铁、维生素 B_1、维生素 B_2、维生素 C、胡萝卜素等

100g
热量约

23
大卡
calories

油菜保存

1. 通风储存法：可以每次只购买 1~2 日量，置于阴凉处保存，也可以保存 1~2 天。

2. 冰箱冷藏法：买回家若不立即烹煮，可用报纸包起，放入塑胶袋中，在冰箱冷藏室中保存。如果冷藏，一定要定期清理冰箱，并且冷藏不超过 3 日。

烹饪指南

◎油菜的食用方法较多，可炒、烧、焓、扒。油菜心可做配料。

如何选购

观外形 即看叶子的长短，叶子长的叫作长萁，叶子短的叫作矮萁。

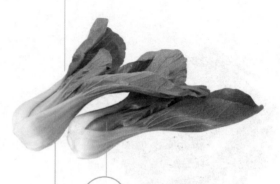

手掐 叶片用两指一掐即断者为佳品。

看颜色 叶色淡绿的叫作"白叶"，叶色深绿的叫"黑叶"，白叶的品种质量好，黑叶品种质量差。

油菜切法

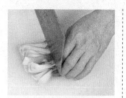

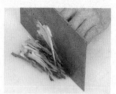

①洗净的油菜，将根部切除；把所有的油菜都切两半；将切好的油菜拦腰切两段。

②洗净的油菜，将根部切除；将油菜拦腰切成两段；取下半部分，堆叠整齐；切丝。

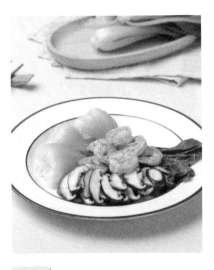

虾菇油菜心

原料

小油菜 .... 100 克
鲜香菇 .... 60 克
虾仁 .... 50 克
姜片、葱段、蒜末
.... 各少许

调料

盐 .... 3 克
鸡粉 .... 3 克
料酒 .... 3 毫升
水淀粉 .... 适量
食用油 .... 适量

制 作 方 法

❶ 洗净的香菇切片；洗好的虾仁由背部划开，挑去虾线，装碟，放入盐、鸡粉、水淀粉、油，腌渍。
❷ 锅中注水烧开，放入盐、鸡粉、小油菜、香菇，拌匀，焯煮片刻，捞出，沥干水分。
❸ 油起锅，放入姜蒜葱爆香，倒入香菇、虾仁、料酒、盐、鸡粉，炒至熟透；取盘，摆小油菜，盛出即成。

这样吃：含维生素 C，有助增强免疫力。

油菜鱼头汤

原料

草鱼鱼头 .... 1 个
油菜 .... 100 克
生姜丝 .... 少许

调料

料酒 .... 5 毫升
盐、食用油 .... 各适量

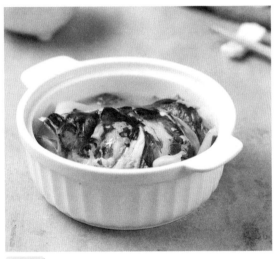

这样吃：能强健骨骼，还具有缓解压力的作用。

制 作 方 法

❶ 鱼头洗净沥干，加入适量料酒，盐，生姜丝腌渍 15 分钟左右。
❷ 烧热锅，放油，下鱼头，小火两面各煎一会即可；倒入热开水覆盖着鱼头，加入清水、姜丝，盖盖，大火开煮；煮制成奶白色汤，再放入上海青，关火。
❸ 加入盐，拌匀，装碗即可。

油麦菜

别名：莜麦菜、苦菜、牛俐生菜

Leaf lettuce

性味归经

性寒、凉，味甘，归肠、胃经

小档案

油麦菜，色泽淡绿、质地脆嫩，口感极为鲜嫩、清香、具有独特风味，是生食蔬菜中的上品，有"凤尾"之称。

营养价值

含蛋白质、脂肪、维生素 A、维生素 B_1、维生素 B_2、莴苣素、钙、铁、钾、钠、磷等。

100g
热量约

8
大卡
calories

油麦菜保存

◎将油麦菜洗干净后，控干表面水分，用纸包好，直接放入冰箱即可。

烹饪指南

◎油麦菜的吃法与生菜大致相同，可清炒或做汤，熟食或炒食，可涮食，味道独特。以生食为主，可以凉拌，也可蘸各种调料。

如何选购

观外形 挑选油麦菜的时候不要只看大的，要看叶子要平整，没有蔫的。

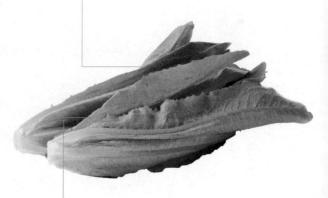

看颜色 菜叶的颜色最好是翠绿的。有些油麦菜叶子会有些黄，挑选的时候挑选浅绿色的，嫩一些。

油麦菜切法

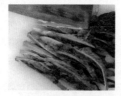

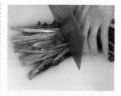

①取洗净的油麦菜，将根部切除；把所有的油菜都切成两半。

②将切好的油麦菜拦腰切成两段。

蒜蓉油麦菜

原料

油麦菜...220 克
蒜末.........少许

调料

盐.............2 克
鸡粉..........2 克
食用油......适量

制 作 方 法

❶ 洗净的油麦菜由菜梗切条形。

❷ 用油起锅，倒入蒜末，爆香，放入油麦菜，注水，炒匀。

❸ 加入盐、鸡粉，翻炒至食材入味，盛出炒好的菜肴，装盘中即可。

eat!

这样吃：低热量，营养均衡。

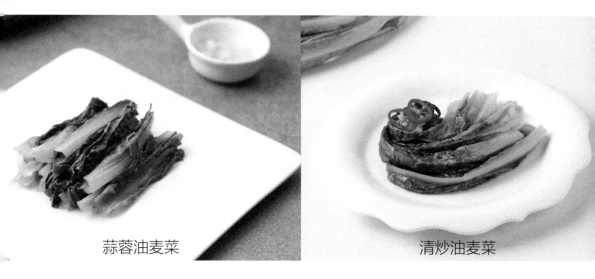

蒜蓉油麦菜

清炒油麦菜

 # 清炒油麦菜

原料

油麦菜...350 克

调料

盐.............2 克
味精..........少许
食用油......少许

制 作 方 法

❶ 洗净的油麦菜切段，装盘。

❷ 炒锅置旺火上，注食用油，烧热，倒入油麦菜，炒匀。

❸ 加入盐、味精，炒熟，将炒好的油麦菜装入盘中即成。

eat!

这样吃：高纤维，减肥佳品。

2 Part

生菜

别名：莴仔菜、叶用莴苣、鹅仔菜

Lettuce

冬季
（10 月 ~ 11 月）

1　2　3　4　5　6　7　8　9　10　11　12

性味归经

性凉，味甘，归胃、大肠经

小档案

生菜是大众化的蔬菜，深受人们喜爱。传入我国的历史较悠久，东南沿海，特别是大城市近郊、两广地区栽培较多。

营养价值

含有蛋白质、脂肪、碳水化合物、膳食纤维、维生素 A 等。

100g
热量约

15
大卡
calories

生菜保存

◎生菜如果在常温状态下存放，不能储存很久，为了更好地储存，可采用这种适合家庭使用的方法。用保鲜膜包裹住洗干净的生菜，切口向下，放在冰箱中冷藏即可。

烹饪指南

◎生菜用手撕成片，吃起来会比刀切的更脆。

如何选购

观外形 要选大小适中的。买散叶生菜时，要大小适中、叶片肥厚适中。

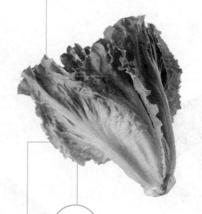

掂重量 选购时应挑身轻的。

看颜色 应挑选松软叶绿、叶质鲜嫩、叶绿梗白且无蔫叶的为最佳。

生菜切法

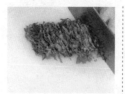 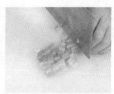

①取洗净的生菜叶，从尾部开始切；切成均匀的细丝。

②将洗净的生菜的绿叶和梗切分开，取生菜梗来切丁。

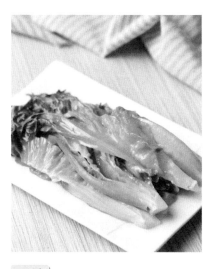

炝炒生菜

原 料

生菜............200 克

调 料

盐 .... 2 克
鸡粉 .... 2 克
食用油 ....适量

制 作 方 法

❶ 洗净的生菜切成瓣，装盘。

❷ 锅中注食用油，烧热，放入生菜，翻炒至熟软。

❸ 加入盐、鸡粉，炒匀调味，将炒好的生菜盛出，装盘即可。

 eat !

这样吃：富含膳食纤维，有消除脂肪的特效。

生菜柠檬沙拉

原 料

生菜..........................100 克
西红柿.......................150 克
柠檬.............................. 适量

调 料

迷迭香碎...........................5 克

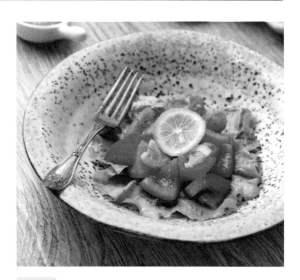

eat !

这样吃：起到杀菌、消炎的作用。

制 作 方 法

❶ 洗净的西红柿，去蒂，切成块。

❷ 取碗，将生菜放置于碗底，铺平。

❸ 把西红柿块放在生菜上，再点缀上柠檬片。

菜心

别名：菜薹、广东菜薹、广东菜

Choy sum

性味归经

性凉，味甘，归肝、脾、肺经

小档案

菜心起源于中国南部，是由白菜易抽薹原料经长期选择和栽培驯化而来，并形成了不同的类型和品种。

营养价值

含蛋白质、钙、磷、铁、胡萝卜素、核黄素、尼克酸、维生素C等。

100g
热量约

25
大卡
calories

菜心保存

1. 通风储存法：菜心适宜存放于阴凉、干燥、通风处，可保存1～2天。
2. 冰箱冷藏法：可用保鲜袋装好放入冰箱冷藏，以2～5℃可存放3～5天，但还是建议尽快食用。

烹饪指南

◎菜心以其嫩叶和嫩薹为食用部分，味道鲜美，清爽可口，风味独特。

如何选购

观外形 以中等大小、粗细如手指的为最好，不可空心，不可见花。

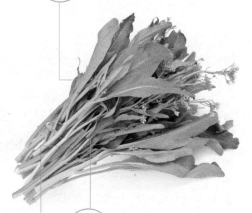

看颜色 选择叶色深、色泽光亮的为好。

闻气味 新鲜的菜心有青菜特有的清新味，如有异味或者腐烂的味道则不要选购。

菜心切法

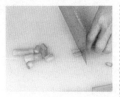

①将洗净的菜心再切成丁。

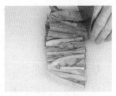

②将切好的菜心拦腰切成段。

白灼菜心

原料

菜心...... 400 克
姜丝.........少许
红椒丝......少许

调料

盐..............6 克
生抽.......5 毫升
味精..........3 克
鸡精..........3 克
芝麻油......适量
食用油......适量

制作方法

❶ 将洗净的菜心修整齐。

❷ 锅中注水烧开，加入食用油、盐、菜心，拌匀，煮熟，捞出，沥干水分，装盘。

❸ 取小碗，加入生抽、味精、鸡精，再加入煮菜心的汤汁，放入姜丝、红椒丝、芝麻油，拌匀，制成味汁，盛碟中，食用菜心时佐以味汁即可。

eat!

这样吃：富含胡萝卜素，润肠。

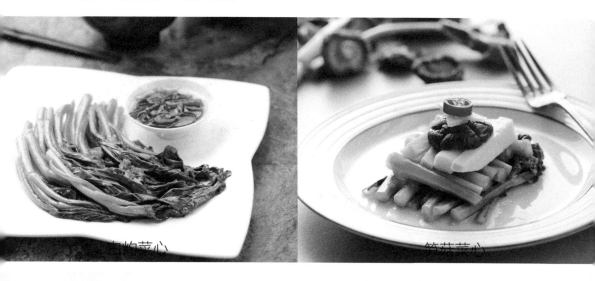

白灼菜心　　笋菇菜心

笋菇菜心

原料

去皮冬笋180 克
菜心...... 100 克
水发香菇150 克
姜片、蒜片、葱
段.........各少许

调料

盐 ....2 克
鸡粉..........1 克
蚝油、生抽、水
淀粉...各 5 毫升
芝麻油、食用油
............各适量

制作方法

❶ 洗好的冬笋去头尾，切段；洗净的香菇去柄，切块。

❷ 沸水锅中加入盐、油、菜心、香菇、冬笋，分别氽煮至断生，捞出，沥干水分，摆盘。

❸ 另起锅注油，倒入姜片、蒜片，爆香，放入香菇、冬笋、生抽、蚝油、水、盐、鸡粉、葱段，炒至入味，用水淀粉勾芡，炒至收汁，淋芝麻油，炒匀，盛出，放在菜心上即可。

eat!

这样吃：含碳水化合物，起到养颜的作用。

空心菜

别名：通心菜、无心菜、空筒菜、蕹菜

Water spinach

性味归经

性平味甘，归肝、心、小肠经

小档案

空心菜开白色喇叭状花，因为茎中空，故名"空心菜"。原产我国热带多雨地区。

营养价值

含维生素A原、B族维生素、维生素C及烟酸和蛋白质、脂肪、钙、磷、铁等。

100g 热量约 **20** 大卡 calories

空心菜保存

◎**通风储存法：**如果买的空心菜没有吃完，没有冰箱可将空心菜的叶子摘下来，留下的茎第二天吃也不会变色。

◎**冰箱冷藏法：**空心菜不耐久放，如想保存较长的时间，可选购带根的空心菜，放入冰箱中冷藏可维持5～6天，也可以用干净纸张包裹，再套上多孔塑胶袋，放进冰箱可保存4～5天。

烹饪指南

◎空心菜生熟皆宜，荤素俱佳，宜旺火快炒，避免营养流失。

如何选购

观外形 要买那些梗比较细小的，挑选无黄斑、茎部不太长、叶子宽大新鲜的为宜。

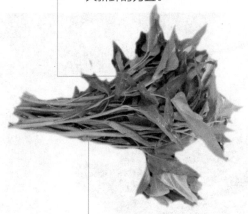

闻气味 选购时，最好先闻一下，若气味太重，大多数是刚喷药不久上市的，不宜购买。

空心菜切法

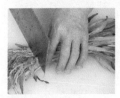
①洗净的空心菜，把根部切除。

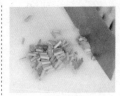
②将空心菜切成丁。

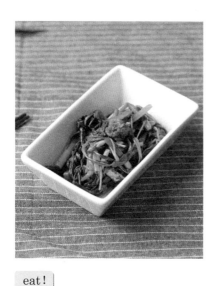

虾酱炒空心菜

原料

空心菜 .... 180 克

调料

虾酱 .... 适量
食用油 .... 适量

制作方法

❶ 洗净的空心菜，去头。

❷ 锅里油热，加入虾酱，炒匀。

❸ 下空心菜翻炒约 60 秒，装碗即可。

eat!

这样吃：可增进肠道蠕动，加速排便。

姜汁空心菜

原料

空心菜 .... 160 克
红椒 .... 适量

调料

姜汁 .... 适量
盐 .... 适量
食用油 .... 适量

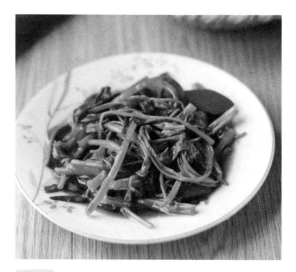

eat!

这样吃：有助于增强体质，防病抗病。

制作方法

❶ 洗净的空心菜，去头；洗净的红椒，切成块。

❷ 锅热下油，放入红椒，爆香。

❸ 将空心菜入锅，炒至七分熟，加入盐、姜汁，翻炒至熟，装碗。

茼蒿

别名：蒿子秆、蓬蒿菜、蒿菜、菊花菜

Garland thrysanthemum

性味归经

性平，味辛、甘，归脾、胃经

小档案

茼蒿，是菊科植物蒿子秆和茼蒿的茎叶。茼蒿的茎和叶可以同食。

营养价值

含有丰富的维生素、胡萝卜素及多种氨基酸，较高量的钠、钾等矿物盐。

100g
热量约

24
大卡
calories

茼蒿保存

◎**冰箱冷藏法**：想要生吃茼蒿的时候，可在水中稍微浸一下，然后放入冰箱以保持鲜嫩。茼蒿买来后，用大量的水快速清洗一下并去除溃烂部分，晾干水气后装入塑料袋，然后竖直（像在菜园里生长时那样）存放在冰箱中。

◎**容器储存法**：如果想长期保存，可按每顿用量用薄膜包起来，放入密闭容器并冷冻保存以防变干。

烹饪指南

◎茼蒿中的芳香精油遇热易挥发，烹调时应以旺火快炒。

如何选购

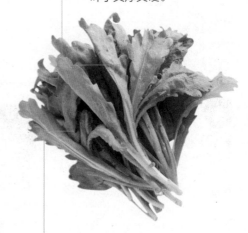

观外形 挑选茎秆粗细适中的。粗茎而又中空的茼蒿，大多生长过度，叶子又厚又硬。

看颜色 新鲜茼蒿通体呈深绿色。应舍弃叶子发黄，叶尖开始枯萎乃至发黑收缩的茼蒿。

茼蒿切法

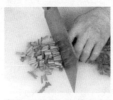

①将洗净的茼蒿再切成丁。

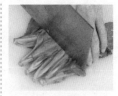

②将切好的茼蒿拦腰切成段。

蒸茼蒿

原料

茼蒿.......350 克
面粉.........20 克
蒜末..........少许

调料

生抽..... 10 毫升
芝麻油......适量

制作方法

❶ 将择洗好的茼蒿切成同等的长段；取碗，倒入茼蒿、面粉，拌匀，装盘。

❷ 蒸锅上火烧开，放入茼蒿，蒸 2 分钟至熟。

❸ 在蒜末中倒入生抽、芝麻油，拌匀制成味汁，取出，装盘，配上味汁即可食用。

eat!

这样吃：具有开胃健脾、降压补脑的功效。

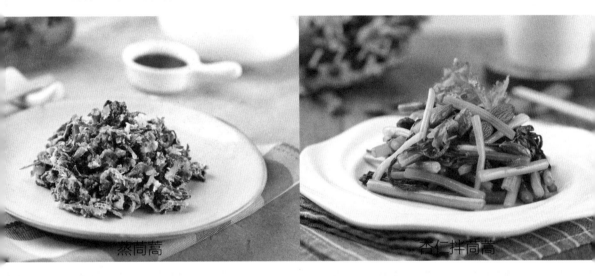

蒸茼蒿

杏仁拌茼蒿

杏仁拌茼蒿

原料

茼蒿.......200 克
芹菜.........70 克
香菜.........20 克
杏仁.........30 克
蒜末..........少许

调料

盐 ....3 克
陈醋.......8 毫升
白糖...........5 克
芝麻油 ... 2 毫升
食用油......适量

制作方法

❶ 洗净的茼蒿、芹菜均切段；洗净的香菜去根部，切段。

❷ 锅中注水烧开，加入盐、食用油、杏仁，煮至断生，捞出，沥干水分，装碗；将芹菜倒入沸水锅中，加入茼蒿，拌匀，煮半分钟，捞出。

❸ 把芹菜和茼蒿装碗，加入香菜、蒜末、盐、陈醋、白糖、芝麻油，拌匀调味，盛出，装盘，放上杏仁即可。

eat!

这样吃：起到养心安神、清血化痰的作用。

苋菜

别名：野苋菜、刺苋菜、三色苋、雁来红

Amaranth

性味归经

性凉，味微甘，归肺、大肠经

小档案

苋菜是一种野菜，原产我国、印度及东南亚等地，我国自古就作为野菜食用。

营养价值

苋菜富含蛋白质、脂肪、糖类及多种维生素和矿物质，铁、钙的含量高。

100g
热量约

293
大卡
calories

苋菜保存

◎**通风储存法：**新买的苋菜都会带一些泥土，其实这些土更有利于蔬菜的保鲜，不必将这些土洗去，可以用纸或者布包起来，但是不宜包裹得太严实，之后直接放在阴凉通风的地方保存即可。

◎**冰箱冷藏法：**苋菜不耐久放，最好尽快吃完。短期存放可用保鲜膜包裹或放入保鲜袋，置冰箱冷藏。

烹饪指南

◎在炒苋菜时可能会出很多水，所以在炒制过程中可以不用加水。

如何选购

观外形 苋菜以叶片大而完整，叶片薄而平为宜。

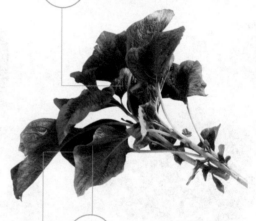

摸软硬 选购时手握苋菜，手感软的嫩，手感硬的老。

看颜色 红苋叶片呈紫红色，青苋叶呈绿色，彩苋又名观音米苋，叶脉附近是紫红色，叶片边缘部是绿色。

苋菜切法

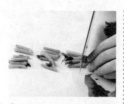

①洗净的苋菜，切除根部，切成相同大小的段。

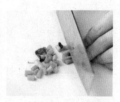

②洗净的苋菜，切除根部，切碎。

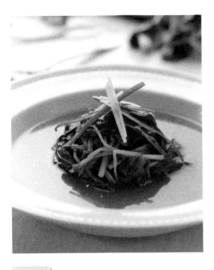

上汤苋菜

原料

苋菜............300 克
皮蛋、咸蛋 ..各 1 个
上汤.........300 毫升
蒜片................少许

调料

盐 ....3 克
鸡粉................适量
食用油............适量

制作方法

❶ 煮熟的咸蛋去壳，切块；皮蛋去壳，切块。

❷ 锅中注水烧开，注食用油、盐，放入苋菜，煮至熟，捞出。

❸ 用油起锅，放入蒜片，爆香，加入上汤、皮蛋、咸蛋、盐、鸡粉，拌匀，煮沸，把汤料浇在苋菜上即可。

这样吃：富含铁质，补血。

腊肉炒苋菜

原料

苋菜.................................120 克
腊肉.................................80 克

调料

食用油 .... 适量

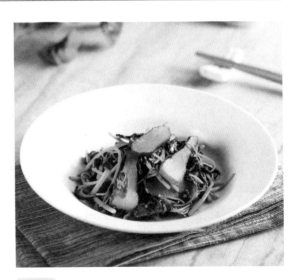

这样吃：具有清热解毒、通利小便的功效。

制作方法

❶ 苋菜择好洗净；处理好的腊肉，切成片。

❷ 热锅注油，放入腊肉，炸至出油。

❸ 再加入苋菜，炒至熟软，装碗。

芥菜

别名：雪里蕻、雪菜、芥、大芥、黄芥

Mustard leaf

性味归经

性温，味辛，归肺、胃经

小档案

芥菜，是中国著名的特产蔬菜。多分布于长江以南各省，类型和品种很多，具有很好的食用和食疗价值。

营养价值

含维生素A、B族维生素、维生素C和维生素D很丰富，还含有胡萝卜素、膳食纤维、抗坏血酸等。

100g
热量约

286
大卡
calories

油麦菜保存

◎**通风储存法：** 直接将芥菜放在阴凉通风的地方，这样可以保存2～3天不坏。

◎**冰箱冷藏法：** 储存的时候往芥菜的叶片上面喷点水，然后用纸包起来，颈部朝下，直立放进冰箱。也可洗净后用保鲜膜封好，置于冰箱中保存1周左右。

烹饪指南

◎芥菜有一点苦味，炒制时放入少许食醋，可以去除苦味，味道也更鲜美。

如何选购

观外形 挑选时候应选择包得比较饱满，而且叶片肥厚，看起来很结实的芥菜。

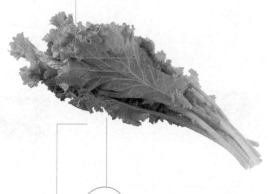

摸软硬 需注意叶柄没有软化现象，叶柄越硬实越好。

看颜色 芥菜应选择颜色翠绿，没有枯黄及开花现象者为佳。

油麦菜切法

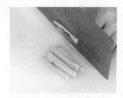

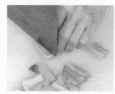

①将芥菜拦腰切成两段；取下半部分，堆叠整齐；切成细丝。

②将芥菜放在砧板上，摆放整齐，把芥菜切成块。

蒜蓉芥菜

原料

芥菜...... 150 克
大蒜......... 少许

调料

盐 .... 适量
食用油 ...... 适量

制作方法

❶ 洗净的芥菜，切成段；大蒜切成末。
❷ 热锅注油烧热，加入蒜末，爆香。
❸ 放入芥菜段，翻炒到芥菜变软，即可出锅。

eat!

这样吃：起到开胃消食、温中利气的作用。

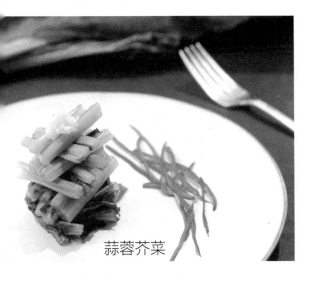

蒜蓉芥菜

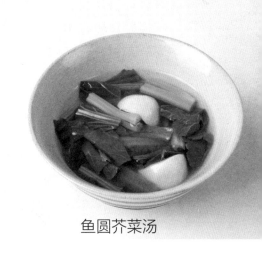

鱼圆芥菜汤

鱼圆芥菜汤

原料

芥菜.......120 克
鱼丸.........50 克

调料

盐 .... 适量

制作方法

❶ 洗净的芥菜，切成段；鱼丸对半切开。
❷ 锅中注入清水，放入鱼丸，煮至沸腾。
❸ 再加入芥菜段，煮至熟软，放入盐，拌匀即可。

eat!

这样吃：促进胃肠蠕动，防止便秘。

芹菜

别名：旱芹、药芹、香芹、蒲芹

Celery

性味归经

性凉，味甘、苦，归肺、胃、肝经

小档案

芹菜，属伞形科植物，有水芹、旱芹两种。芹菜的果实细小，具有与植株相似的香味，可用作佐料，特别用于汤和腌菜较多。

营养价值

含蛋白质、甘露醇、膳食纤维，以及丰富的维生素A、维生素C、维生素P、铁、锌、钙等。

100g
热量约

20
大卡
calories

保存

◎**冰箱冷藏法：**可以将芹菜叶摘除，用清水洗净后切成大段，整齐地放入饭盒或干净的保鲜袋中，封好盒盖或袋口，放入冰箱冷藏室，随吃随取。

◎**净水储存法：**将新鲜、整齐的芹菜捆好，用保鲜袋或保鲜膜将茎叶部分包严，然后将芹菜根部朝下竖直放入清水盆中，一周内不黄不蔫。

烹饪指南

◎芹菜叶所含的胡萝卜素和维生素C比茎多，吃时不要把能吃的嫩叶扔掉。

如何选购

观外形
芹菜茎应光滑、松脆、长短适中、肉厚、质密、菜心结构完好，分枝脆嫩易折。

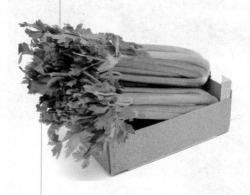

看颜色
优质芹菜应色泽鲜绿或洁白。无论哪种芹菜，颜色浓绿的不宜购买，因为颜色浓绿说明生长期间干旱缺水，粗纤维多，吃口老。

切法

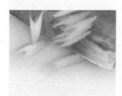
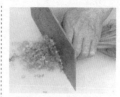

①将洗净的芹菜杆用刮皮刀去除老茎；直接用刀呈斜放切芹菜，即成斜片。

②取去叶洗净的芹菜，摆好，对齐；刀横向直切，切末；所有芹菜切成末即可。

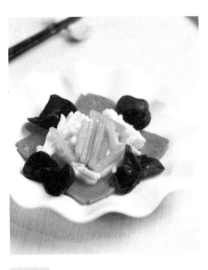

芹菜鱿鱼卷

原料

芹菜.............. 30 克
木耳.............. 40 克
胡萝卜.......... 35 克
鱿鱼.............. 50 克

调料

盐 .... 适量
食用油 .... 适量

制作方法

❶ 洗净的芹菜切成段；洗净去皮的胡萝卜切成片；处理好的鱿鱼切成条。

❷ 锅中注水烧开，分别放入芹菜、木耳、胡萝卜、鱿鱼，焯水至熟软。

❸ 另起锅，注油烧热，加入鱿鱼、胡萝卜、木耳、芹菜、盐，炒至入味，装碗即可。

这样吃：有利于安定情绪，消除烦躁。

芹菜炒木耳

原料

芹菜................................80 克
胡萝卜............................40 克
木耳................................50 克

调料

盐 ....适量
食用油 ....适量

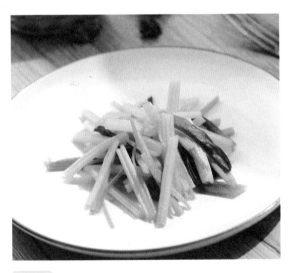

这样吃：有助于清热解毒，去病强身。

制作方法

❶ 洗净的芹菜，切成段；洗净去皮的胡萝卜切成丝；洗净的木耳，去蒂，切成丝。

❷ 锅中注水烧热，放入芹菜、胡萝卜、木耳，分别焯水至熟软，捞出，沥干。

❸ 另起锅注油烧热，放入木耳、芹菜、胡萝卜、盐，炒至入味，装碗即可。

韭菜

别名：壮阳草、赶阳草、起阳草、长生草

Leek

冬季

（10月～12月）

| 1 | 2 | 3 | 4 | 5 | 6 | 7 | 8 | 9 | 10 | 11 | 12 |

性味归经

性温，味甘、辛，归肝、肾经

小档案

韭菜属百合科植物韭的叶，多年生宿根蔬菜，以种子和叶等入药。原产东亚，我国栽培历史悠久，分布广泛。

营养价值

含有丰富的水分、铁、钾、维生素 A、维生素 C、粗纤维等成分。

100g 热量约 **29** 大卡 calories

韭菜保存

◎**通风储存法：** 用菜刀将大白菜的根部切道口子，掏出菜心。将韭菜择好，不洗，放入大白菜内部，包住，捆好，放在阴凉处，不要沾水，能保存两周之久，不霉、不烂，不失其鲜味。

◎**冰箱冷藏法：** 将韭菜洗干净后，用干净的纸张包裹住，再装进塑料袋中，放在冰箱中冷藏，约可保存 3 天。

烹饪指南

◎韭菜可炒食，荤、素皆宜，还可以做馅，风味独特。由于韭菜遇空气以后味道会加重，所以烹调前再切较好。

如何选购

观外形 看韭菜根部的割口是否整齐，如果整齐，则是新鲜的韭菜；如果中间长出芯来，则不新鲜。

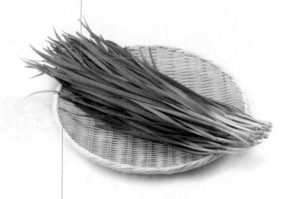

看颜色 叶鲜嫩翠绿者佳，末端黄叶比较少，叶子颜色呈浅绿色的韭菜比较新鲜。

韭菜切法

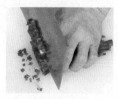

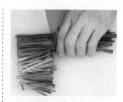

①将洗净的韭菜切成粒。

②韭菜放在砧板上，摆放整齐，把韭菜切成 5~6 厘米的段。

韭菜苦瓜汤

原 料

苦瓜...... 150 克
韭菜........65 克

制 作 方 法

❶ 洗好的韭菜切碎；洗净的苦瓜去瓤，切片。
❷ 用油起锅，倒入苦瓜，翻炒至变色，倒入韭菜，炒香。
❸ 注水，搅匀，煮至食材变软，盛出煮好的汤料即可。

eat!

这样吃：含维生素 A，能美容护肤。

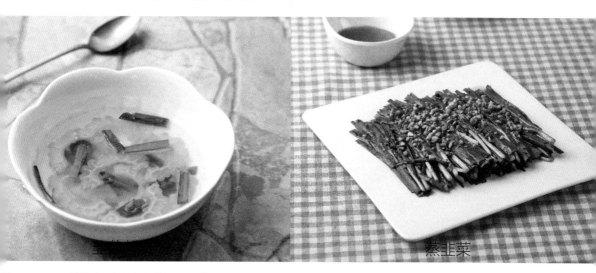

蒸韭菜

蒸韭菜

原 料

韭菜...... 100 克
熟花生 .....10 克

调 料

盐 ....2 克
干淀粉 ....8 克
鸡粉...........2 克
芝麻油 ...... 适量

制 作 方 法

❶ 择洗好的韭菜对半切开。
❷ 备好容器，倒入韭菜、盐，搅拌片刻，腌渍 2 分钟，把韭菜中多余的水倒掉，加入鸡粉、干淀粉，拌匀，将处理好的韭菜装入蒸盘中。
❸ 备好电蒸锅烧开，放入韭菜，盖上锅盖，将时间旋钮调至 3 分钟，取出，撒芝麻油、熟花生即可食用。

eat!

这样吃：富含硫化合物，有杀菌消炎的作用。

蒜苗

别名：青蒜、蒜毫

Garlic bolt

盛产期

夏季
（4月~6月）

1 2 3 4 5 6 7 8 9 10 11 12

性味归经
性温，味辛，归脾、肺、胃经

小档案
蒜苗是大蒜幼苗发育到一定时期的青苗，它的辛辣味比大蒜要轻，加之它所具有的蒜香能增加菜肴的香味，因此与大蒜相比，更容易被人们所接受。

营养价值
含有蛋白质、胡萝卜素、硫胺素、核黄素等营养成分。

100g
热量约 → **37**
大卡
calories

保存
◎**冰箱冷藏法：**先把蒜苗的老叶及黄叶摘干净，之后用保鲜袋装好，放入冰箱冷藏即可，可保持新鲜一周左右。

◎**包裹储存法：**将大白菜整棵的梗叶掰下来，平摊成一排，把所要存放的蒜苗码在大白菜的梗叶中，再用白菜的梗叶包卷起来，放在阴凉处即可。

烹饪指南
◎蒜苗如果煮的时间长了就会软烂，因此，只要下锅以大火略炒至蔬菜香气逸出并均匀受热，即可盛出食用，不要炒太久。

如何选购

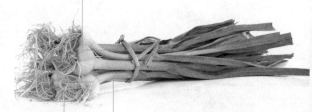

观外形 株棵粗壮、整齐，洁净不易折断，毛根白色，株高在35厘米以上为宜。

摸软硬 优质蒜苗大都叶片柔嫩，叶尖不干枯，叶片和茎都比较柔软的青蒜最好。

尝味道 吃在嘴里有点粗，而且辣味较浓为最佳。

切法

①将洗净的蒜苗切成粒。

②将蒜苗放在砧板上，摆放整齐，把蒜苗切成段。

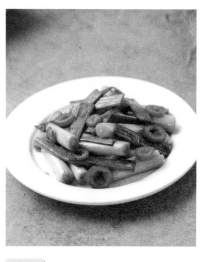

凉拌蒜苗

原料

蒜苗............350 克
红椒.............16 克

调料

盐.....................3 克
鸡粉.................少许
生抽.............3 毫升
辣椒油............适量
食用油............适量

制作方法

❶ 洗净的蒜苗切段，装盘；洗净的红椒切圈，装盘。

❷ 锅中注水烧开，加入食用油、蒜苗、红椒，拌匀，煮至断生，捞出。

❸ 把蒜苗、红椒倒入碗中，加入生抽、盐、鸡粉、辣椒油，拌匀，盛出装盘即可。

这样吃：含有辣素，起到杀菌的效果。

蒜苗炒口蘑

原料

蒜苗................................100 克
口蘑................................300 克
小辣椒.............................10 克

调料

盐......................................3 克
食用油...............................适量

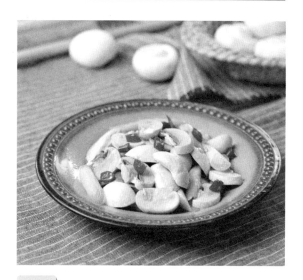

这样吃：健脾胃、促消化。

制作方法

❶ 蒜苗洗净，斜切成小段；口蘑洗净，切成小片；小辣椒洗净，切成小圈备用。

❷ 锅烧热，倒入食用油、放入小辣椒圈炒香。

❸ 放入口蘑炒至变色，下入蒜苗段翻炒，加盐调味后炒匀装盘即可。

香菜

别名：胡荽、芫荽、胡菜、胡莱、香荽

Caraway

性味归经

性温，味辛，归肺、脾经

小档案

香菜原产地中海沿岸，我国各地均有分布和食用，以华北最多，四季均有出产，是人们喜欢食用的佳蔬之一。

营养价值

水分含量很高，可达90%，蛋白质、糖类、维生素、和钙、磷、铁等矿物质含量也很高。

100g
热量约

31
大卡
calories

香菜保存

◎**冰箱冷藏法：**将香菜装入保鲜袋，同时放进一小块萝卜（胡萝卜、白萝卜皆可），再将保鲜袋扎紧，放入冰箱冷藏室，这样可让香菜保鲜相当一段时间。

◎**冰箱冷冻法：**将香菜洗干净，挂在衣架上，晾至没有水滴即可（散根的可以用针线穿起来），将晾干的香菜切成1厘米左右长的小段，装入保鲜袋，放入冰箱冷冻起来。

烹饪指南

◎香菜是重要的香辛菜，爽口开胃，做汤可以添加。

如何选购

观外形 香菜应挑选全株肥大、干而未沾水的，带根者为佳。

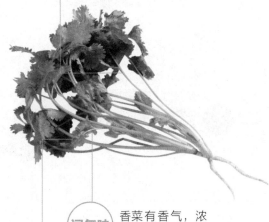

闻气味 香菜有香气，浓郁者为佳。

看颜色 香菜叶子鲜绿为最佳。

香菜味切法

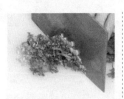 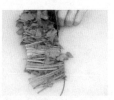

①取洗净的香菜，将根部切除；香菜切碎。

②将香菜放在砧板上，摆放整齐，把香菜切成段。

香菜鲇鱼粥

原料

鲇鱼.......200 克
大米.......300 克
姜丝..........少许
香菜末......少许
枸杞..........少许

调料

盐..............2 克
鸡粉..........1 克
水淀粉......少许

制作方法

❶ 洗好的鲇鱼斜刀切片，往鱼片加入盐、水淀粉，拌匀，腌渍一会儿。

❷ 砂锅中注水，倒入大米，煮至大米熟软，搅拌。

❸ 放入枸杞、鱼片、姜丝、盐、鸡粉，拌匀，稍煮 3 分钟至入味，盛出煮好的粥，装碗，撒上香菜末点缀即可。

eat！

这样吃：富含胡萝卜素，起到保护眼睛的作用。

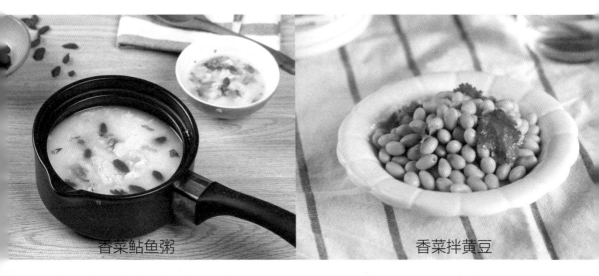

香菜鲇鱼粥

香菜拌黄豆

香菜拌黄豆

原料

水发黄豆200 克
香菜.........20 克
姜片..........少许
花椒..........少许

调料

盐..............2 克
芝麻油...5 毫升

制作方法

❶ 锅中注水烧开，倒入黄豆、姜片、花椒、盐，盖上盖，煮 20 分钟至食材入味，

❷ 掀开盖，将食材捞出装入碗中，拣去姜片、花椒。

❸ 把香菜加入黄豆中，加入盐、芝麻油，搅拌片刻，使其入味，将拌好的食材装盘中即可。

eat！

这样吃：营养均衡，满足吸收。

葱

别名：青葱、四季葱、鹿胎、和事草、芤

Shallot

性味归经

性温，味辛，归肺、胃经

小档案

葱是日常厨房里的必备之物，北方居民以大葱为主。它不仅可作调味之品，而且能防治疫病，可谓佳蔬良药。

营养价值

含有蛋白质、糖类、膳食纤维以及磷、铁、镁等矿物质等。

100g
热量约

23
大卡
calories

葱保存

◎**冰箱储存法**：葱买多了不容易保存，气温过高易烂，风吹久了易干。不妨将它切开成段或切碎，放在或大或小的保鲜盒里，盒子里再铺一张纸巾，放入冰箱保鲜室，随吃随取，既方便又保鲜。

◎**净水储存法**：新买回来的葱用小绳捆起来，根朝下放在水盆里，就会长时间不干、不烂。

烹饪指南

◎根据主料的不同，可切成葱段和葱末掺和使用，但均不宜煎、炸过久。

如何选购

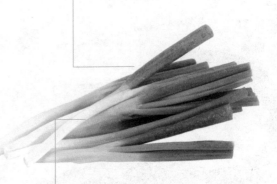

观外形 选葱白粗细匀称、硬实无伤的大葱，比大拇指稍微粗些正好。

看颜色 葱叶颜色以青绿的为好。

葱切法

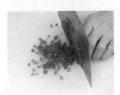

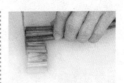

①洗净的葱去葱白，放在砧板，一端对齐；直刀将葱切成末状。

②洗净的葱摆齐，去头、尾；用直刀将所有的葱切成小段。

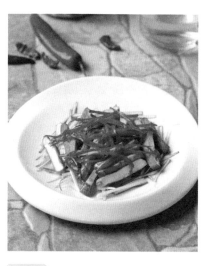

eat！

这样吃：富含大蒜素，抵御病毒。

葱丝拌熏干

原料

熏干............180 克
大葱.............70 克
红椒.............15 克

调料

盐.....................2 克
白糖.................2 克
陈醋..............6 毫升
鸡粉.................2 克

制 作 方 法

❶ 洗净的大葱切成细丝；熏干切粗丝；洗好的红椒去籽，切细丝。

❷ 锅中注水烧开，倒入熏干，煮至断生，捞出，沥干水分；将葱丝放入盘中，放上熏干，摆放好。

❸ 用油起锅，倒入红椒，炒匀，加入盐、白糖、陈醋、鸡粉，拌匀，调成味汁，盛出味汁，浇在熏干即成。

凉拌生菜葱

原料

生菜..............................150 克
葱....................................10 克

调料

生抽.................................适量
醋....................................适量

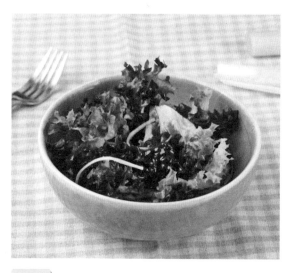

eat！

这样吃：起到温中益精、养肺、养发的作用。

制 作 方 法

❶ 洗净的生菜，用手撕成块；洗净的葱，切成丝。

❷ 取碗，放入生菜、葱丝。

❸ 再加入生抽、醋，拌至食材入味即可。

花菜

别名：菜花、花椰菜、椰菜花、椰花菜

Cauliflower

性味归经

性凉，味甘，归胃、肝、肺经

小档案

花菜，为十字花科芸薹属一年生植物，与西蓝花（绿花菜）、圆白菜同为甘蓝的变种。

营养价值

含丰富的钙、磷、铁、维生素C、维生素A原、B族维生素、维生素K以及蔗糖等。

100g
热量约

24
大卡
calories

花菜保存

◎ **冰箱冷藏法：** 花菜放入保鲜袋，置于冰箱冷藏室保存，可保存一周。

◎ **焯烫储存法：** 花菜切成可食用的小块，用放了少许食盐的开水稍烫，然后捞起，放凉，沥干，放入保鲜袋，送进冰箱冷冻，使用时取出解冻即可。

烹饪指南

◎ 用花菜制作凉菜时不加酱油。如果偏好酱油的口味，可以加少许生抽。

如何选购

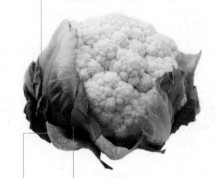

观外形 花球无虫咬，外观无损伤，花朵间没有空隙、紧密结实、鲜脆为好，不要买茎部中空的。

看切口 观察花菜梗的切口是否湿润，如果过于干燥则表示采收已久，不够新鲜。

看颜色 花菜以颜色亮丽、不枯黄、无黑斑为好。乳白色的花菜比纯白色的口感更佳。

花菜切法

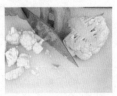
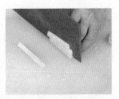

① 将花菜的根部切去，再切去每一小朵的柄部，切成小朵。

② 花菜的朵与柄切分开，取柄；去多余的边角，长方片切条状。

草菇花菜炒肉丝

原料

草菇.........70 克
彩椒.........20 克
花菜...... 180 克
猪瘦肉...240 克
姜片、蒜末、葱
段 ....各少许

eat！

这样吃：丰富维生素 K，帮助吸收。

调料

盐 ....3 克
生抽....... 4 毫升
料酒....... 8 毫升
蚝油、水淀粉
食用油...各适量

制作方法

❶ 洗好的草菇对半切开；洗净的彩椒切粗丝；
洗好的花菜切朵；洗净的猪瘦肉切细丝，把瘦
肉装碗，加入料酒、盐、水淀粉、食用油，拌
匀，腌渍至入味。

❷ 锅中注水烧开，加入盐、料酒、草菇、花菜、
食用油、彩椒，拌匀，均煮至断生，拌匀，捞出。

❸ 用油起锅，倒入肉丝、姜、蒜、葱，炒香，
加入焯过水的食材，再放入盐、生抽、料酒、
蚝油、水淀粉，炒至食材入味，盛出，装盘即可。

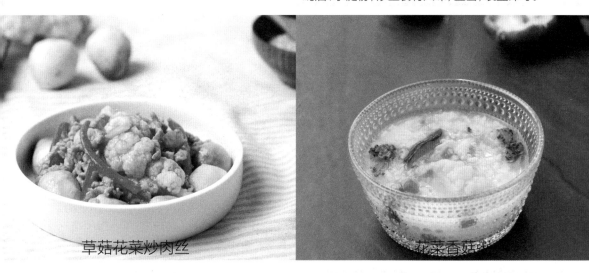

草菇花菜炒肉丝　　　　　花菜香菇粥

花菜香菇粥

原料

西蓝花 .. 100 克
花菜.........80 克
胡萝卜.....80 克
大米.......200 克
香菇、葱花各少许

eat！

这样吃：维生素 C 含量极高，有利于
生长发育。

调料

盐 ....2 克

制作方法

❶ 洗净去皮的胡萝卜切丁；洗好的香菇切条；
洗净的花菜去除菜梗，再切朵；洗好的西蓝花
去除菜梗，切朵。

❷ 砂锅中注水烧开，倒入洗好的大米，盖上盖，
煮 40 分钟。

❸ 放入香菇、胡萝卜、花菜、西蓝花，拌匀，
煮 15 分钟至食材熟透，加入盐，拌匀调味，
盛出煮好的粥，装碗，撒葱花即可。

西蓝花

别名：西兰花、青花菜、绿花菜

Broccli

性味归经

性凉，味甘，归肾、脾、胃经

小档案

西蓝花原产意大利，近年我国有少量栽培，以采集花蕾的嫩茎供食用。易栽易种，分期栽培，长年供食。

营养价值

含蛋白质、糖、脂肪、维生素和胡萝卜素、钙、磷、铁、钾、锌、锰。

100g 热量约 **33** 大卡 calories

西蓝花保存

◎**通风储存法：**直接将西蓝花放在阴凉通风的地方保存，可保存2~3天。

◎**冰箱冷藏法：**放入保鲜袋，再放到冰箱冷藏室保存，可保存一周。

◎**焯烫储存法：**将西蓝花用沸水快速烫一下，再用塑料袋包好，放入冰箱冷藏或冷冻，这样西蓝花可保鲜很久。

烹饪指南

◎西蓝花品质柔嫩，纤维少，水分多，风味比花菜更鲜美，主要供西餐菜或做沙拉。

如何选购

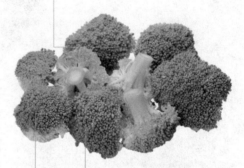

观外形 花蕾柔软饱满，花球表面无凹凸，花蕾紧密，中央隆起的为宜。

掂重量 用手托西蓝花时，应该有沉重的感觉。如果花球过硬或者花梗宽厚结实，则表示过老，不宜购买。

看颜色 颜色乳白或绿色，如有泛黄迹象，说明已过度成熟或储存太久，不宜购买。

西蓝花切法

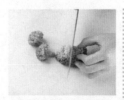

①洗净的西蓝花切成小朵。

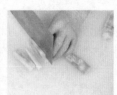

②将朵与柄切分开，取柄；去多余的边角，长方片切条状。

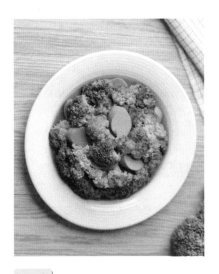

西蓝花拌火腿

原料	调料
西蓝花.........200 克	生抽................适量
火腿...........100 克	盐 ....适量
	食用油............适量

制作方法

❶ 西蓝花切块洗净；火腿肠斜切成块。

❷ 锅中注水烧开，放入西蓝花、火腿，焯至熟软，捞出，沥干。

❸ 装碗，加入生抽、盐、食用油，拌至入味即可。

这样吃：具有补肾填精、健脑壮骨的功效。

彩椒西蓝花炒鸡片

原料

鸡胸肉 ....75 克
西蓝花 ....65 克
彩椒.................................40 克
姜末、蒜末 ....各少许

调料

盐 ....3 克
鸡粉..................................2 克
料酒 .... 4 毫升
水淀粉 .... 15 毫升
食用油 .... 适量

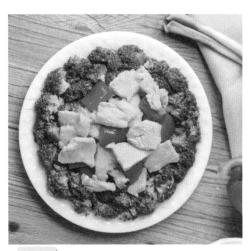

这样吃：富含维生素 C，增强体质。

制作方法

❶ 洗净的西蓝花切朵；洗好的彩椒切块；洗净的鸡胸肉切片，把肉片装碗，放入盐、鸡粉、水淀粉、食用油，拌匀，腌渍至入味。

❷ 锅中注水烧开，放食用油、盐、西蓝花、彩椒，拌匀，煮至断生，捞出，沥干水分，放在盘中。

❸ 用油起锅，放入鸡肉片，炒至变色，加入姜末、蒜末、料酒，炒匀，再放入焯煮过的食材，炒至食材熟软，注水，再加入盐、鸡粉、水淀粉，盛出，放在盘中摆好即成。

黄花菜

别名：金针菜、忘忧草、健脑菜、安神菜

Day lily

性味归经
性平，味甘、微苦，归肝、脾、肾经

小档案
黄花菜花瓣肥厚，色泽金黄，香味浓郁，食之清香、鲜嫩，营养价值高，被视作席上珍品。

营养价值
含丰富的糖、蛋白质、脂肪，以及维生素C、钙、胡萝卜素、氨基酸等人体所必需的营养成分。

100g
热量约

0
大卡
calories

黄花菜保存

◎ **通风储存法：** 晒干的黄花菜收回阴凉处冷却后，用塑料袋密封包装放置于干燥阴凉处，可保存半个月以上。

◎ **冰箱冷藏法：** 新鲜的黄花菜最好尽快食用，放置于冰箱保存应在24小时内食用。

烹饪指南

◎ 黄花菜不宜单独炒食，应配其他食材。

如何选购

观外形 品质良好的黄花菜质地新鲜无杂物，条身紧长均匀粗壮。

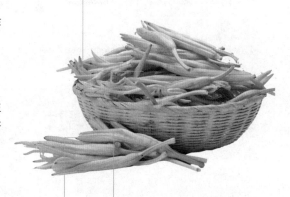

闻气味 黄花菜应当有清香气。

看颜色 优质的黄花菜色泽偏老，花嘴一般呈黑色。

黄花菜切法

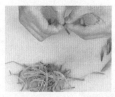 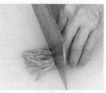

①洗净的黄花菜，用水浸泡片刻，沥干，放砧板上，用手撕开。

②洗净的黄花菜，用水浸泡片刻，沥干，放砧板上，切成段。

黄花菜炖乳鸽

原料

乳鸽肉 .. 400 克
黄花菜 .. 100 克
红枣 .... 20 克
枸杞 .... 10 克
花椒、姜片、
葱段 .... 各少许

eat！

调料

盐 .... 2 克
鸡粉 .... 2 克
料酒 ...... 7 毫升

制作方法

❶ 洗净的黄花菜切除根部。

❷ 锅中注水烧开，放入乳鸽肉，略煮，淋料酒，煮约半分钟，捞出，沥干水分。

❸ 砂锅中注水烧开，放入花椒、姜片、红枣、枸杞、乳鸽、黄花菜、料酒，炖煮至食材熟透，加入鸡粉、盐，搅匀，煮至汤汁入味，趁热撒葱段即成。

这样吃：丰富的卵磷脂，抗衰老。

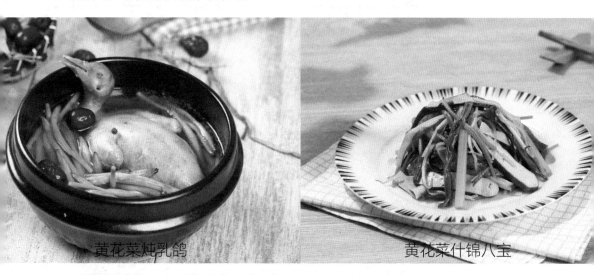

黄花菜炖乳鸽　　　　　　　　　黄花菜什锦八宝

黄花菜什锦八宝

原料

芹菜 .... 30 克
香干 .... 40 克
豆腐片 ..... 25 克
胡萝卜 ..... 20 克
木耳 .... 35 克
豆芽 .... 45 克

eat！

调料

盐 .... 适量
食用油 ...... 适量

制作方法

❶ 洗净的芹菜切成段；香干切成片；豆腐片切成条；洗净去皮的胡萝卜切成丝；洗净的木耳切成丝；洗净豆芽，除去根须。

❷ 锅中注水烧开，放入芹菜、香干、豆腐片、胡萝卜、木耳、豆芽，焯水片刻，捞出，沥干。

❸ 另起锅注油烧热，倒入豆腐片、木耳、香干、胡萝卜、芹菜、豆芽、盐，炒至入味，装碗即可。

这样吃：起到清热利尿、解毒消肿的作用。

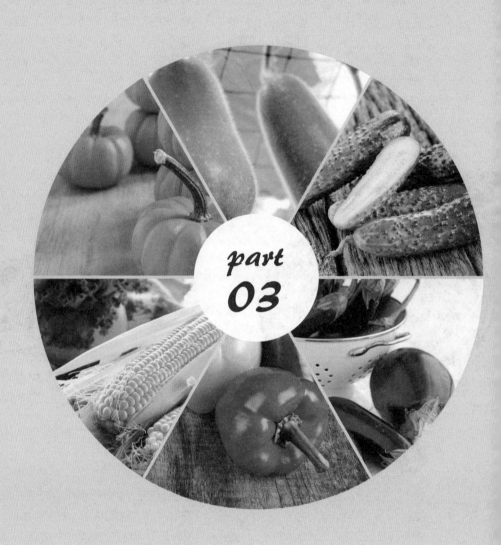

part
03

果实类蔬菜

瓜果类蔬菜大部分是夏秋季节上市的，在绿叶菜较少的季节，是矿物质与维生素的重要来源。瓜果类蔬菜含有大量的水分，可占 70% ～ 80%，因此热量相对较低。部分的瓜果类蔬菜含有丰富的维生素 C 及 β - 胡萝卜素，是爱美人士的首选食品。

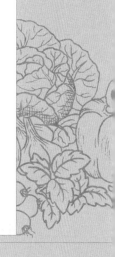

南瓜

别名：番瓜、北瓜、笋瓜、金瓜

Pumpkin

性 味 归 经

性温，味甘，归脾、胃经

小 档 案

南瓜原产于北美洲，在多个国家和地区均有种植。嫩果味甘适口，是夏秋季节的瓜菜之一。

营 养 价 值

含有淀粉、蛋白质、胡萝卜素、B族维生素、维生素C和钙、磷等成分，营养丰富。

100g
热量约

22
大卡
calories

南 瓜 保 存

◎**冰箱冷藏法：**南瓜切开后再保存，容易从心部变质，所以最好用汤匙把内部掏空，再用保鲜膜包好，这样放入冰箱冷藏，可以存放5~6天。

◎**食盐保存法：**如果在切开的南瓜的切口边涂上盐，保存效果更佳，南瓜不仅一个星期不会烂，而且水分也不会干。

烹 饪 指 南

◎南瓜的皮含有丰富的胡萝卜素和维生素，所以最好连皮一起食用。如果皮较硬，就用刀将硬的部分削去再食用。

如 何 选 购

观外形　选南瓜时，无论日本小南瓜或本地南瓜，表面略有白霜，这时的南瓜又面又甜。

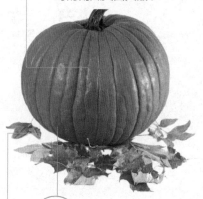

掂重量　选购时，同样大小体积的南瓜，要挑选较为重实的为最佳。

看颜色　选购时以新鲜、外皮红色为主。如果表面出现黑点，代表内部品质有问题，就不宜购买。

南 瓜 切 法

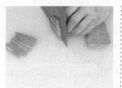
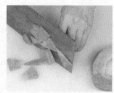

①取一段去皮去籽洗净的南瓜，把所有的南瓜片顶刀切丝。

②去皮去瓤的南瓜放好，去多余边角，切成三角片即可。

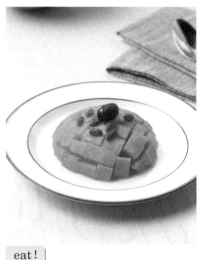

 eat!

这样吃：富含维生素 E，很强的抗氧化作用。

蜜汁南瓜

原料

南瓜............500 克
鲜百合..........40 克
冰糖.............30 克
枸杞.............3 克

制 作 方 法

❶ 去皮洗净的南瓜切片；把南瓜片装盘中，堆成塔形。

❷ 用洗净的百合片围边，放入枸杞点缀，南瓜移到蒸锅，蒸约 7 分钟，取出。

❸ 锅中加水，倒入冰糖，拌匀，煮至融化，把冰糖汁浇在南瓜上即可。

燕麦南瓜粥

原料

大米..................................80 克
南瓜..................................50 克
燕麦..................................30 克

调料

盐 .... 适量

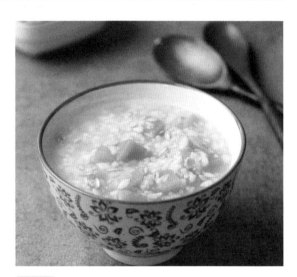

eat!

这样吃：起到补中益气、化痰排脓的作用。

制 作 方 法

❶ 燕麦洗净，加水提前浸泡 2 个小时。

❷ 把燕麦放锅内，加入淘洗干净的大米，煮至熟软。

❸ 南瓜丁倒入粥中，煮 10 分钟，加入盐，拌匀即可。

苦瓜

别名：凉瓜、癞瓜、锦荔枝、癞葡萄

Balsam pear

性味归经

性寒，味苦，归心、肝、脾、肺经

小档案

苦瓜原产于东印度热带地区，我国早有栽培，在广东、广西、福建、台湾、湖南、四川等省栽培较普遍。

营养价值

含胰岛素、蛋白质、脂肪、淀粉、维生素C、粗纤维、胡萝卜素和钙、磷、铁等多种营养成分。

100g 热量约 **19** 大卡 calories

苦瓜保存

◎**冰箱冷藏法：**苦瓜不耐保存，用保鲜袋装好，放冰箱中存放，不宜超过2天。

◎**焯烫储存法：**苦瓜切片，焯水去苦味，晾凉，保鲜膜包住冷藏。

◎**包裹储存法：**以纸类或保鲜膜包裹储存，除可减少瓜果表面水分散失，还可保护柔嫩的瓜果，避免擦伤，损及瓜的品质。

烹饪指南

◎将苦瓜切片后用开水焯烫一下再烹炒，也能降低苦味。

如何选购

观外形 苦瓜应选择表皮完整、无病虫害、有光泽、头厚尾尖，纹路分布直立、深而均匀的。

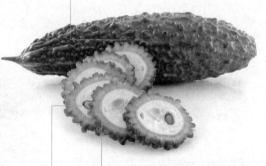

掂重量 若挑选适宜生吃的苦瓜，则选择重量在500克左右的最好。

看颜色 苦瓜以绿色和浓绿色品种的苦味最浓，绿白色次之。

苦瓜切法

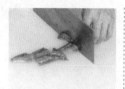 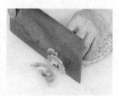

①取苦瓜条，依次先斜再直，将苦瓜切成三角块。

②苦瓜纵向对半切，用小勺将瓤刮干净，将苦瓜切成半月形。

苦瓜炒鸡蛋

原料
苦瓜..........1 根
鸡蛋..........2 个

调料
盐.............适量
食用油......适量

制作方法
❶ 洗净的苦瓜去瓤，切成片，放沸水中，焯水片刻，捞出沥干。
❷ 烧热锅，冷油倒入鸡蛋液，炒至凝固，即可盛出。
❸ 锅底留油，倒入苦瓜、鸡蛋，炒至入味，装碗即可。

eat！

这样吃：起到清热消暑、养血益气的作用。

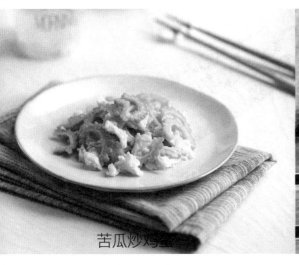

苦瓜炒鸡蛋

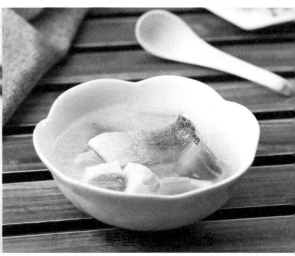

鲈鱼老姜苦瓜汤

鲈鱼老姜苦瓜汤

原料
苦瓜块.....50 克
鲈鱼肉.....60 克
老姜.........10 克
葱段.........少许

调料
盐.............1 克
食用油......适量

制作方法
❶ 砂锅置火上，注油，倒入葱段、老姜，爆香，放入洗净的苦瓜块，注水，加盖，煮开。
❷ 放入洗净的鲈鱼肉，煮 10 分钟至食材熟。
❸ 加入盐，搅匀调味，盛出煮好的汤，装碗即可。

eat！

这样吃：含有特殊糖甙，可促进食欲。

丝瓜

别名：天丝瓜、布瓜、天罗、蜜瓜、天吊瓜

Luffa

性味归经

性凉，味甘，归肝、胃经

小档案

丝瓜原产于南洋，明代引种到我国，成为人们常吃的蔬菜。

营养价值

丝瓜中B族维生素、维生素C含量较高，还含有葫芦素、脂肪、蛋白质等。

100g
热量约

20
大卡
calories

丝瓜保存

◎**冰箱冷藏法：**丝瓜买回家最好能在1~2天内吃完，这时最能品尝到丝瓜的新鲜甘甜。

◎**容器储存法：**丝瓜也能晒干保存，趁嫩的时候切片即可晾晒，之后用罐子密封保存，可保存1个月。

烹饪指南

◎嫩丝瓜洗净捣烂挤汁，加入适量白糖。每日1匙，每天3次，可辅助治疗咽喉炎。

如何选购

观外形 应以身长柔软为上，头小尾大，瓜身硬挺，弯曲者必是过于成熟，质地变粗硬的食味不佳。

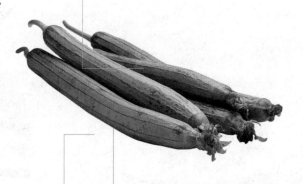

摸软硬 摸摸丝瓜的外皮，挑外皮细嫩些的，不要太粗。

看颜色 表皮为嫩绿色或淡绿色，若皮色枯黄，则该瓜过熟而不能食用。

丝瓜切法

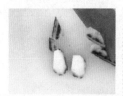

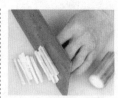

①丝瓜削皮，滚刀切成块。

②丝瓜去皮洗净，切成丝。

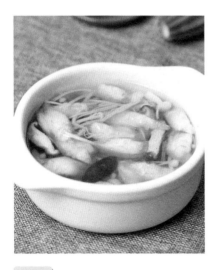

这样吃：维生素 B 含量极高，有利大脑发育。

🍴 菌菇丝瓜汤

原料	调料
金针菇 .... 150 克	盐 .... 3 克
白玉菇 .... 60 克	鸡粉 .... 3 克
丝瓜 .... 180 克	食用油 .... 适量
鲜香菇 .... 30 克	
胡萝卜 .... 60 克	

制 作 方 法

❶ 洗净的白玉菇切段；洗好的香菇切块；洗净的金针菇切去老茎；洗好的丝瓜去皮，切片；去皮洗净的胡萝卜切片，将切好的食材装盘。

❷ 锅中注水烧开，淋食用油，放入胡萝卜、白玉菇、香菇，煮 2 分钟至食材熟软。

❸ 倒入丝瓜、金针菇，拌匀，煮沸，加入盐、鸡粉，拌匀调味，煮好的汤盛出，装碗中即可。

🍴 清炒丝瓜

原 料

丝瓜 .... 1 根
大葱头 .... 适量

调 料

盐 .... 适量
食用油 .... 适量

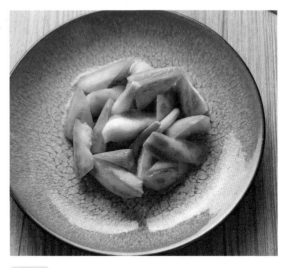

eat!

这样吃：起到增白皮肤、消除斑块的作用。

制 作 方 法

❶ 洗净去皮的丝瓜，切成滚刀块。

❷ 锅内油烧热，下大葱头，炒香，倒入丝瓜、盐，翻炒。

❸ 炒至丝瓜心完全变白即可出锅。

冬瓜

别名：白瓜、白冬瓜、东瓜、枕瓜、枕瓜

Benincasa hispida

性味归经

性微寒，味甘淡，归肺、大小肠、膀胱经

小档案

又叫枕瓜；瓜形状如枕，瓜熟之际，表面上有一层白粉状的东西，就好像是冬天所结的白霜，因此生于夏季而名为"冬瓜"。

营养价值

含蛋白、糖类、胡萝卜素、多种维生素、粗纤维和钙、磷、铁等。

100g
热量约 **14** 大卡 calories

冬瓜保存

◎**冰箱冷藏法：**整个冬瓜可以放在常温下保存；切开后，用保鲜膜包起后，放在冰箱的蔬果室内保存，可以保存3～5天。

◎**包裹储藏法：**挑选未充分成熟的瓜，分别用麦秆或稻草包裹，然后用绳扎牢，即可保存一段时间。

烹饪指南

◎冬瓜是一种解热利尿比较理想的日常食物，连皮一起煮汤，效果更明显。瓜与肉煮汤时，冬瓜必须后放，然后用小火慢炖，这样可以防止冬瓜过熟过烂。

如何选购

 观外形

冬瓜的外表如炮弹般的长棒形，以瓜条匀称、表皮有一层粉末、不腐烂、无伤斑的为好。

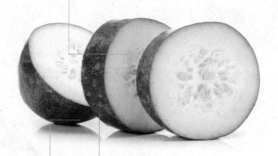

摸软硬

一般以瓜体重的冬瓜质量较好，瓜身较轻的可能已变质。

看颜色

冬瓜在夏天食用，一般是切开出售，因此购买时容易分辨出好坏，瓜皮呈深绿色，瓜肉雪白为宜。

冬瓜切法

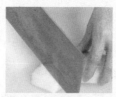

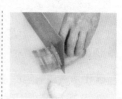

将冬瓜平放在砧板上，切除瓤部分，再切成块状。

冬瓜洗净去皮后从中间切开，改刀把冬瓜块切成片状。

冬瓜瘦肉汤

原料

猪肉.......300 克
切皮去瓤洗净的
冬瓜...... 100 克
赤小豆.. 100 克
水发陈皮 1 小块
红枣..........4 个

调料

盐 .... 少许

制作方法

❶ 猪肉切成小块，装碗；去皮去瓤洗净的冬瓜切块，装碗。

❷ 汤煲里加入七至八碗水，煮滚；放入冬瓜、猪肉块、赤小豆、红枣、水发陈皮，盖上锅盖煮 35 分钟。

❸ 下盐调味，出锅装碗即可。

eat！

这样吃：含各类氨基酸，利于利尿消肿。

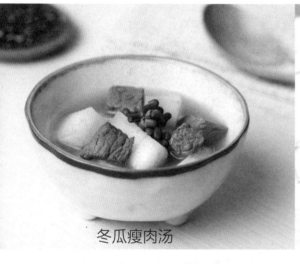

冬瓜瘦肉汤

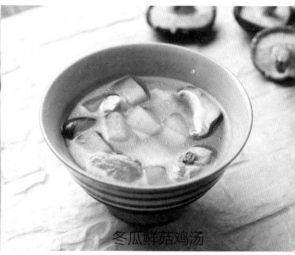

冬瓜鲜菇鸡汤

 # 冬瓜鲜菇鸡汤

原料

水发香菇..30 克
冬瓜块 .....80 克
鸡肉块 .....50 克
瘦肉块 .....40 克
高汤.......... 适量

调料

盐 .... 2 克

制作方法

❶ 锅中注清水烧开，倒入洗净的鸡肉、瘦肉，搅散，汆去血水，捞出，沥干水分，过凉水。

❷ 锅中注高汤烧开，倒入汆过水的食材，再放入冬瓜、香菇，搅拌片刻，煮 15 分钟后转中火煮 2 小时至食材熟软。

❸ 加入盐调味，拌至食材入味，盛出煮好的汤料，装碗，待稍微放凉即可食用。

eat！

这样吃：含油酸，起到润肤美容效果。

黄瓜

别名：青瓜、胡瓜、刺瓜、王瓜

Cucumber

性 味 归 经

性凉，味甘，归肺、胃、大肠经

小 档 案

黄瓜也称青瓜，属葫芦科植物，广泛分布于中国各地，并且为主要的温室产品之一。

营 养 价 值

含有蛋白质、糖类、维生素 B_2、维生素C、维生素E、胡萝卜素、尼克酸、钙、磷、铁等。

 100g 热量约 **15** 大卡 calories

黄 瓜 保 存

◎**容器储藏法：**在水里加些盐，把黄瓜浸泡在里面，让容器底部喷出许多细小的气泡，增加水中的含氧量，就可维持黄瓜的呼吸，保持黄瓜新鲜。

◎**盐水保鲜法：**在水池里放入盐水，将黄瓜浸泡其中。3～5天换1次水，此法 18～25℃的常温下可保存 20 天。

烹 饪 指 南

◎黄瓜尾部含有较多的苦味素，苦味素有抗癌的作用，所以不要把黄瓜尾部全部丢掉。

如 何 选 购

观外形 挑选时，应选择条直、粗细均匀的瓜。带刺、挂白霜的瓜为新摘的鲜瓜，瓜鲜绿、有纵棱的是嫩瓜。

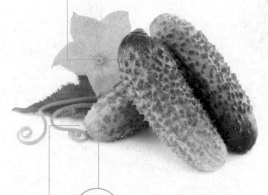

掂重量 用手掂一掂重量，相同大小的黄瓜应选重点的，这样的黄瓜才不是空心的。

看颜色 选择新鲜水嫩的，颜色深绿色黄色或近似黄色的瓜为老瓜。

黄 瓜 切 法

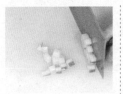 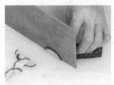

①取洗净去皮的黄瓜切成粗条，将全部粗条切成丁即可。

②取一截洗净的黄瓜段，用刀斜切将黄瓜切成月牙片。

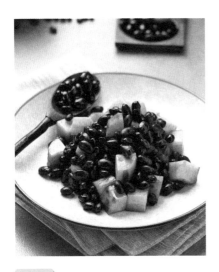

🍴 黄瓜丁拌黑豆

原料

黑豆............200 克
黄瓜............150 克
葱、姜、八角、香叶
..................各少许

调料

橄榄油、醋、盐、生抽、
辣椒油........各适量

制作方法

❶ 黑豆浸泡 3 小时；黄瓜去皮，切丁，加盐腌渍片刻。

❷ 黑豆放锅中，注水，倒入葱、姜、八角、香叶，煮至半熟，加生抽，煮至黑豆全熟，盛出。

❸ 取碗，放黑豆、黄瓜、油、醋、辣椒油，拌匀即可。

这样吃：具有清热解毒、利尿消肿的功效。

🍴 黄瓜拌玉米笋

原料

玉米笋..........................200 克
黄瓜..............................150 克
蒜末..................................少许
葱花..................................少许

调料

盐..3 克
鸡粉......................................2 克
生抽....................................4 毫升
辣椒油................................6 毫升
陈醋....................................8 毫升
芝麻油、食用油..............各适量

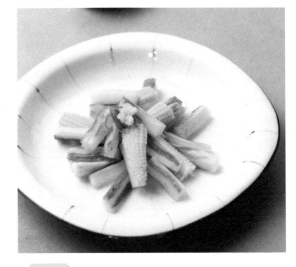

这样吃：含葫芦素 C，有提高人体免疫功能。

制作方法

❶ 洗净的玉米笋切段；洗净的黄瓜切小块。

❷ 锅中注水烧开，放入玉米笋、盐、鸡粉、食用油，拌匀，焯煮至食材断生后捞出，沥干水分。

❸ 取碗，放入玉米笋、黄瓜块、蒜末、葱花、辣椒油、盐、鸡粉、陈醋、生抽，拌匀，使调味料溶化，淋芝麻油，拌至食材入味，取盘子，盛入拌好的食材，摆好盘即成。

木瓜

别名：乳瓜、木梨、文冠果，番木瓜

Papaya

性 味 归 经

味酸，性温，无毒，归肝、脾经

小 档 案

木瓜原产美洲的墨西哥南部，17世纪初中国引入栽培。是人们喜爱吃的热带鲜果，也是岭南四大名果之一，多吃可延年益寿。

营 养 价 值

含维生素A、维生素C、胡萝卜素、钠、钾、锌、磷、烟酸等。

100g
热量约

43
大卡
calories

木 瓜 保 存

◎**通风储存法**：木瓜最好现买现吃，买回的木瓜若当天就吃的话，就选瓜身全都黄透的，按瓜的肚有点软的感觉，是熟透。若买到的是尚未成熟的木瓜，可用纸包好，放阴凉处，1~2天后食用。

◎**冰箱冷藏法**：如果木瓜买来后不急于吃，可选择颜色稍黄略带青色的，可保存两三天。如需保存更长时间，可用包装纸包好放在冰箱里，可以延长保存两三天。

烹 饪 指 南

◎木瓜的汁液，外用擦患处，缓解湿疹、癣等皮肤病症效果良好。

如 何 选 购

观外形 选木瓜要选瓜肚大的，瓜肚大证明木瓜肉厚，因为木瓜最好吃的就是瓜肚的那一块。

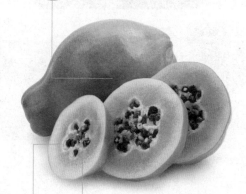

摸软硬 挑木瓜的时候要轻按其表皮，千万不可买表皮很松的。

看颜色 熟木瓜要挑手感很轻的，这样的木瓜果肉表较甘甜。

木 瓜 切 法

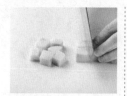

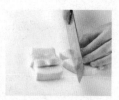

①木瓜去皮、去籽，切成小块。

②木瓜洗净，去皮和籽，切成条。

木瓜牛奶

原料

木瓜......260 克
牛奶...300 毫升

调料

白糖..........适量

制作方法

❶ 洗好的木瓜去皮，去籽，果肉切块。

❷ 取榨汁机，倒入木瓜块，注开水，盖上盖，榨取汁液，倒出木瓜汁。

❸ 汤锅置于火上烧热，倒入牛奶、木瓜汁、白糖，拌匀，煮至溶化，盛出煮好的汤水即可。

eat!

这样吃：含酵素，有健脾消食之功。

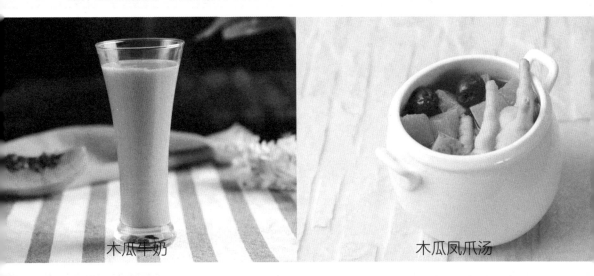

木瓜牛奶　　　　　　　　　木瓜凤爪汤

 # 木瓜凤爪汤

原料

鸡爪.......120 克
木瓜...... 100 克
红枣.........20 克

调料

盐.............适量

制作方法

❶ 洗净的木瓜，切成块；洗净的鸡爪，去除脚趾。

❷ 锅中注水烧沸，放入鸡爪，焯水片刻，捞出沥干。

❸ 砂锅中注水，放入鸡爪，煮至熟软，再放入木瓜、红枣，煮至入味，调入盐拌匀即可。

eat!

这样吃：具有舒经活络、化湿祛浊的功效。

瓠瓜

别名：葫芦瓜、瓠子、大黄瓜、长瓠

Bottle gourd

性味归经

性平，味甘、淡，归肺、脾、肾经

小档案

瓠瓜幼果味清淡，品质柔嫩，适于煮食。在河北一带的某些地区，"瓠瓜"专指西葫芦。

营养价值

含有蛋白质及多种微量元素、胡萝卜素，含有丰富的维生素C。

 100g 热量约 **15** 大卡 calories

瓠瓜保存

◎**通风储存法：**将表面的水分擦干后放在干燥通风处，可以保存1~2天。
◎**冰箱冷藏法：**用保鲜袋装好放入冰箱保鲜，最好尽快食用，如果变老则无法食用。

烹饪指南

◎瓠瓜只能熟吃而不能生吃，且多在夏季食用。

如何选购

观外形 一般以瓜身上下匀称、茸毛完整、无明显伤痕的为宜。

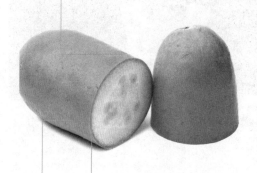

摸软硬 可以用手摸一摸，应选择手感柔软的，这样的瓠瓜才是比较鲜嫩的。

看颜色 质量较好的瓠瓜皮色绿，皮色浅绿的品质较差。

瓠瓜切法

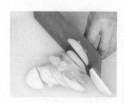 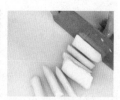

①取一截洗净的瓠瓜，用刀斜切将瓠瓜切成月牙片。

②将洗净的瓠瓜切开，再切成条。

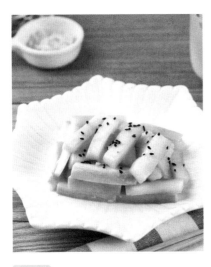

这样吃：含丰富的维生素 C，促进抗体的合成。

素炒瓠瓜

原料

瓠瓜............300 克
黑芝麻............少许

调料

盐....................适量
鸡精...............适量

制作方法

❶ 瓠瓜洗净，去外皮，去瓤，切成小段。

❷ 温油下锅，放入盐、鸡精，炒至最后撒入蒜末提味。

❸ 盛出炒好的瓠瓜装碗，最后点缀上黑芝麻即可。

瓠瓜炒鸡蛋

原料

瓠瓜...................................1 个
鸡蛋...................................1 个
大蒜................................... 少许

调料

盐 .... 适量
食用油 .... 适量

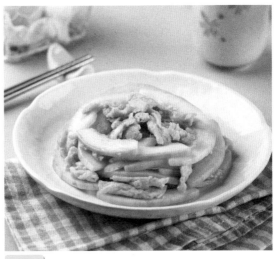

这样吃：富含胡萝卜素，可阻止致癌物质的合成。

制作方法

❶ 洗净瓠瓜后刨皮，切成扇形；取鸡蛋打散备用。

❷ 热锅注油，倒入鸡蛋液，待鸡蛋蓬松成型后盛入小碗。

❸ 热锅中注油，撒入蒜末，爆香，倒入瓠瓜、水，煮至熟，加入鸡蛋、盐，炒匀，装盘即可。

西葫芦

别名：白南瓜、搅瓜、角瓜

Pumpkin

性味归经

性凉，味甘，归脾、胃经

小档案

西葫芦是南瓜的变种，果实呈圆筒形，果形较小，果面平滑，以皮薄、肉厚、汁多、可荤可素、可菜可馅而深受人们喜爱。

营养价值

钾、维生素 A、维生素 K、维生素 C、蛋白质、铁和磷含量丰富。

 100g 热量约

 18 大卡 calories

西葫芦保存

◎**冰箱冷藏法：**对个头不是很大的西葫芦，将表皮上的水擦干，用保鲜袋装好，直接放在冰箱冷藏室保存，可保存3 ~ 5天。

◎**容器储存法：**贮存西葫芦最佳温度为5 ~ 10℃，最佳湿度为95%。然后用软纸逐个进行包装，放在筐内或纸箱内，临时贮存时要尽量放在阴凉通风处。

烹饪指南

◎西葫芦腌制成泡菜食用，可保肝护肾。

如何选购

观外形 西葫芦应选择新鲜、瓜体周正、表面光滑无疙瘩、不伤不烂者。

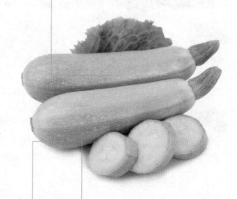

掂重量 西葫芦应大小适中，每个重1000克左右为佳。

看颜色 西葫芦要选择色鲜质嫩的。

西葫芦切法

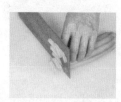

①洗净去皮的西葫芦，整个西葫芦都切成均匀的薄片即可。

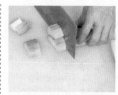

②取洗净去皮的西葫芦，切成同样大小的块状即可。

清蒸西葫芦

原料

西葫芦 .. 140 克
朝天椒 ..... 30 克
蒜末 .... 少许
葱花 .... 少许

调料

盐 .... 2 克
生抽 .... 5 毫升
食用油 ...... 适量

制作方法

❶ 洗净的朝天椒切圈；洗好的西葫芦切片。

❷ 取盘，摆放好西葫芦，撒上朝天椒圈，加入盐、食用油、蒜末。

❸ 打开电蒸笼，向水箱内注水至最低水位线，放上蒸隔，码好蒸盘，放入西葫芦，摆好，盖上盖子，蒸至食材熟透，取出蒸好的菜肴，撒上葱花，浇上生抽即可。

eat!

这样吃：含葫芦巴碱，能调节人体新陈代谢。

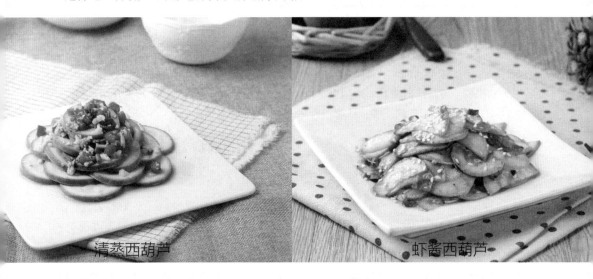

清蒸西葫芦　　　　　　　　　　　　　　虾酱西葫芦

虾酱西葫芦

原料

西葫芦 ... 300 克
虾酱 .... 25 克
白芝麻 ...... 少许
葱段 .... 少许

调料

盐 .... 2 克
鸡粉 .... 适量
水淀粉 ...... 适量
食用油 ...... 适量

制作方法

❶ 洗净的西葫芦切片。

❷ 用油起锅，撒上姜片、蒜片，爆香，倒入西葫芦、虾酱，炒至食材断生。

❸ 加入盐、鸡粉、水，炒至食材熟透，用水淀粉勾芡，撒上葱段，炒香，盛出，装盘，摆好盘即可。

eat!

这样吃：富含水分，有润泽肌肤的作用。

西红柿

别名：番茄、洋柿子、狼桃、番李子

Tomato

性味归经

性凉，味甘、酸，归肝、胃、肺经

小档案

西红柿外形美观，色泽鲜艳，汁多肉厚，酸甜可口，既是蔬菜，又可作果品食用。

营养价值

富含有机碱、番茄碱和维生素 A、B 族维生素、维生素 C 及钙、镁、钾等矿物质。

100g
热量约

18
大卡
calories

西红柿保存

◎**通风储存法：** 放入食品袋中，扎紧口，放在阴凉通风处，每隔一天打开袋子口袋透透气，擦干水珠后再扎紧。

◎**冰箱冷藏法：** 将西红柿装到保鲜袋中，注意放西红柿时需蒂头朝下分开放置，若将西红柿重叠摆放，重叠的部分较快腐烂，之后放入冰箱冷藏室精心保存，可保存一周左右。

烹饪指南

◎把西红柿的蒂放正依照纹理小心地切下去就能使西红柿不会流汁，可以将西红柿先放入冰箱冻 10 分钟，然后拿刀切成片或者块，这样营养也不会流失。

如何选购

观外形 西红柿一般以果形周正，无裂口、虫咬，圆润、丰满、肉肥厚，心室小者为佳。

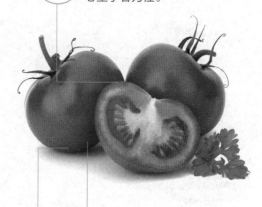

掂重量 质量较好的西红柿手感沉重。

看颜色 挑选富有光泽、色彩红艳的西红柿，不要购买着色不匀、花脸的西红柿。

西红柿切法

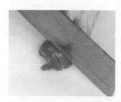

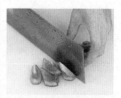

①西红柿切除果蒂部分的果肉，再从那个位置开始切片即可。

②西红柿沿着蒂部切斜小块，西红柿滚动着继续斜切块即可。

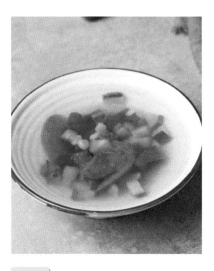

西红柿蔬菜汤

原料

黄瓜............ 100 克

西红柿........ 100 克

鲜玉米粒........50 克

调料

盐.................. 2 克

鸡粉................ 2 克

制 作 方 法

❶ 洗净的黄瓜切丁；洗净的西红柿切块。

❷ 取电解养生壶底座，放上配套的水壶，加水至 0.7 升水位线，放入黄瓜、西红柿、玉米粒，盖上壶盖，煮至原料熟透。

❸ 放盐、鸡粉，拌匀调味，将汤装碗中即可。

eat !

这样吃：富含苹果酸，能促使胃液分泌。

西红柿炒鸡蛋

原料

西红柿.....................................2 个

鸡蛋...2 个

调料

番茄酱 .... 适量

白砂糖 .... 少许

食用油 .... 适量

盐 .... 少许

葱花.................................... 少量

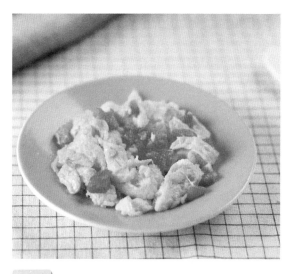

eat !

这样吃：含纤维素，有助消化。

制 作 方 法

❶ 西红柿洗净，开水烫去皮，切成块，放碗里；鸡蛋打到碗里，用筷子搅拌弄碎。

❷ 锅内注油，烧热，倒入鸡蛋，煎熟，夹碎，盛起；把西红柿倒进锅里煸炒，加入番茄酱、白砂糖、盐，煸炒。

❸ 做好的西红柿炒蛋出锅，盛在盘子里，撒葱花即可。

茄子

别名：矮瓜、昆仑瓜、落苏、酪酥

Eggplant

性味归经

味甘，性凉，归脾、胃、大肠经

小档案

茄子是为数不多的紫色蔬菜之一，也是餐桌上十分常见的家常蔬菜。它原产印度，我国各地普遍有栽培。

营养价值

含有蛋白质、脂肪、碳水化合物、维生素以及钙、磷、铁等多种营养成分，特别是维生素P的含量很高。

100g 热量约 **24** 大卡 calories

茄子保存

◎**通风储存法：**用保鲜袋或保鲜膜把长茄子包裹好，放入干燥的纸箱中，置于阴凉通风处保存即可。

◎**冰箱冷冻法：**若要冷冻茄子，不可直接将生茄子冷冻，否则会缩水。应先将茄子切成薄片煎成微焦状，再急速冷冻；使用冷冻专用袋可以保鲜一个月。

烹饪指南

◎切开的茄子可用清水浸泡，烹制前再捞出来，这样可以防止茄子变黑。

如何选购

观外形 茄子以果形均匀周正，无裂口、腐烂、锈皮、斑点为佳品。

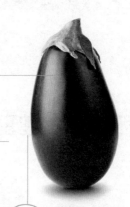

掂重量 茄子拿在手里，感觉轻的较嫩，感觉重的大都太老，且子多不好吃。

看颜色 选购茄子以深黑紫色、具有光泽、蒂头带有硬刺的最新鲜。

茄子切法

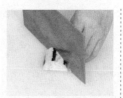

①洗净去皮的茄子段，纵向对半切开，斜刀切网格型花纹。

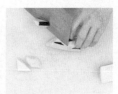

②取洗净去皮的茄子，纵向切块，茄子片平放，斜切滚刀块。

花生芝麻蒸茄子

原料

茄子.......350 克
花生.........15 克
芝麻..........8 克
蒜蓉.........12 克
葱丝...........5 克

调料

盐...............2 克
鸡粉...........3 克
生抽.......3 毫升
芝麻油......适量
辣椒酱......适量

制作方法

❶ 洗净的茄子对切条。

❷ 取蒸盘，摆入茄子块；电蒸锅注水烧开，放入茄子，盖上锅盖，调转旋钮定时 8 分钟，取出。

❸ 把茄子倒入碗，加入生抽、盐、鸡粉、蒜蓉、芝麻油、辣椒酱，拌匀，装盘，撒上花生、芝麻，放上葱丝即可。

eat！

这样吃：含有龙葵碱，抑制消化系统肿瘤的增殖。

花生芝麻蒸茄子

茄子炒虾仁

茄子炒虾仁

原料

茄子...........1 个
处理好的虾仁
.... 100 克
荷兰豆.....80 克

调料

盐.............适量
食用油......适量

制作方法

❶ 洗净的茄子，去蒂，切成块；洗净的荷兰豆，去根茎头。

❷ 油锅中倒入茄子，过油片刻，捞出沥干；沸水中放入虾仁、荷兰豆，分别焯水片刻，捞出。

❸ 锅中留油，放入荷兰豆、虾仁、茄子，翻炒片刻，调入盐，炒至入味即可。

eat！

这样吃：起到活血化瘀、清热消肿的作用。

秋葵

别名：羊角豆、黄秋葵、咖啡黄葵、毛茄

Okra

性 味 归 经
味淡，性寒，归肾、膀胱经

小 档 案
秋葵含有特殊的具有药效的成分，能强肾补虚，对男性器质性疾病有辅助治疗作用，是一种适宜的营养保健蔬菜，享有"植物伟哥"之美誉。

营 养 价 值
含有果胶、牛乳聚糖、铁、钙及糖类等。

100g
热量约

0
大卡
calories

秋 葵 保 存

◎秋葵在较高的温度下，由于呼吸作用相当快速，使组织快速老化、黄化及腐败，所以最好储存于 7 ~ 10℃ 的环境中，约有 10 天的储存期。

烹 饪 指 南

◎秋葵可凉拌、热炒、油炸、炖食，也做沙拉、做汤等。秋葵在凉拌和炒食之前必须在沸水中烫 3~5 分钟以去涩。

如 何 选 购

观外形

要选择个体完整、水分含量高的新鲜秋葵食用。

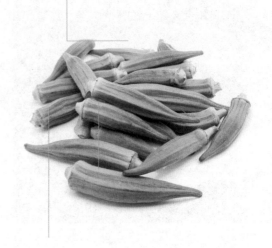

秋 葵 切 法

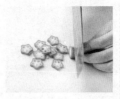

①洗净秋葵，再切成圈。

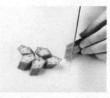

②洗净秋葵，再切成块。

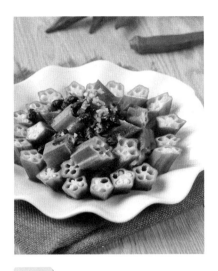

eat！

这样吃：含果胶，能防治便秘。

蒜香豆豉蒸秋葵

原料

秋葵............250 克
豆豉..............20 克
蒜泥..............少许

调料

蒸鱼豉油.........适量
橄榄油............适量

制作方法

❶ 洗净的秋葵斜刀切段；取盘子，摆上秋葵。

❷ 热锅内注入橄榄油烧热，倒入蒜泥、豆豉，爆香，将炒好的蒜油浇在秋葵上。

❸ 蒸锅上火烧开，放入秋葵，盖上锅盖，蒸 20 分钟至熟透，取出，在秋葵上淋上蒸鱼豉油即可。

蒜香秋葵

原料

秋葵..................................120 克
红椒..................................30 克
蒜末.................................. 少许

调料

盐..4 克
鸡粉....................................2 克
料酒............................... 4 毫升
水淀粉........................... 3 毫升
食用油............................... 适量

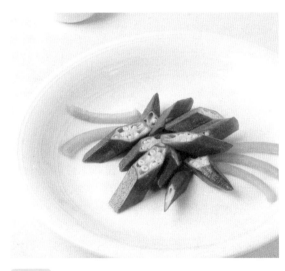

eat！

这样吃：含黏性物质，有助消化。

制作方法

❶ 洗净的秋葵去蒂，切块；洗好的红椒切块。

❷ 锅中注入水烧开，注食用油，加入盐、秋葵、红椒，煮半分钟，捞出，沥干水。

❸ 锅中注食用油烧热，放入蒜末，爆香，倒入秋葵、红椒、料酒、盐、鸡粉，炒匀，加入水淀粉，炒匀，盛出炒好的食材，装盘即可。

辣椒

别名：辣子、番椒、海椒、辣角、秦椒

Pepper

性味归经

性热，味辛，归心、脾经

小档案

辣椒的果实通常呈圆锥形或长圆形，未成熟时呈绿色，成熟后变成鲜红色、黄色或紫色，以红色最为常见。

营养价值

含有丰富的维生素C、β-胡萝卜素、叶酸、镁及钾。

100g
热量约

32
大卡
calories

辣椒保存

◎**通风储存法：**取1只竹筐，筐底及四周用牛皮纸垫好，将辣椒放满后包严实，放在气温较低的屋子或阴凉通风处，隔10天翻动一次，可保鲜2个月。

◎**密封保存法：**取宽25～30厘米，长40～50厘米的塑料袋，在袋的上、中、下部各扎几个透气小孔，装入辣椒，扎紧袋口，放在8～10℃的空屋内，可贮存1～2个月。

烹饪指南

◎青椒适用于炒、拌、炝做菜，如辣子鸡丁、青椒炒肉丝、糖醋青椒等。

如何选购

观外形 大小均匀且脆嫩新鲜为上品。要挑没有干枯、腐烂、虫害者。

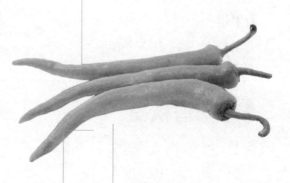

掂重量 要用手掂一掂，捏一捏，分量沉而且不软的都是新鲜的、好的辣椒。

看颜色 好的辣椒外表鲜艳有光泽，颜色纯粹。

辣椒切法

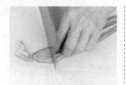

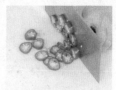

①去蒂的辣椒平剖成两半，头部开始用直刀与斜刀交叉斜切。

②洗好的辣椒放砧板上，去辣椒蒂，将刀放在辣椒上，切圈状。

香芹辣椒炒扇贝

原料

扇贝.......300 克
芹菜.........80 克
干辣椒......少许
姜片..........少许
蒜末..........少许

调料

豆瓣酱.....15 克
盐.............2 克
鸡粉...........2 克
料酒.......5 毫升
水淀粉......适量
食用油......适量

eat！

这样吃：有助延缓衰老，缓解多种疾病。

制作方法

❶ 洗净的芹菜切成段。

❷ 锅中注水，倒入洗净的扇贝，搅匀，煮约半分钟，捞出，沥干水分，置于案板上，取出扇贝肉，放盘中。

❸ 用油起锅，放入姜片、蒜末、干辣椒，爆香，倒入芹菜，炒至断生，加入扇贝肉、料酒、豆瓣酱，翻炒，放入鸡粉、盐、水淀粉，炒匀，盛出炒好的菜肴，装盘即成。

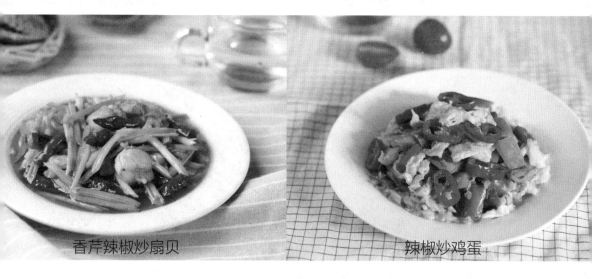

香芹辣椒炒扇贝

辣椒炒鸡蛋

辣椒炒鸡蛋

原料

青椒.........50 克
鸡蛋...........2 个
红椒圈......少许
蒜末..........少许
葱白..........少许

调料

盐..............3 克
鸡粉...........3 克
水淀粉......10 克
味精...........少许
食用油......少许

eat！

这样吃：改善食欲，并能抑制肠内异常发酵。

制作方法

❶ 洗净的青椒切成小块。

❷ 鸡蛋打入碗中，加入盐、鸡粉调匀；热锅注油烧热，倒入蛋液拌匀，翻炒至熟，将炒熟的鸡蛋盛盘中。

❸ 用油起锅，倒入蒜、葱、红椒圈、青椒，炒匀，加入盐、味精，炒至入味，放入鸡蛋、水淀粉，炒匀，盛入盘内即可。

玉米

别名：苞米、苞谷、珍珠米

Corn

夏天
（4月~6月）

1 2 3 4 5 6 7 8 9 10 11 12

性 味 归 经

性平，味甘，归脾、肺经

小 档 案

玉米中含有一种特殊的抗癌物质——谷胱甘肽，它进入人体内与多种致癌物质结合，使其失去致癌性。

营 养 价 值

含蛋白质、脂肪、糖类、胡萝卜素、B族维生素、维生素E及丰富的钙、铁、铜、锌等多种矿物质。

100g
热量约

0
大卡
calories

玉 米 保 存

◎保存玉米棒子需将外皮及毛须去除，洗净后擦干，用保鲜膜包起来放入冰箱中冷藏。

烹 饪 指 南

◎玉米棒可直接煮食，玉米粒可煮粥、炒菜或加工成副食品。

如 何 选 购

观外形 玉米以整齐、饱满、无隙缝、色泽金黄、表面光亮者为佳。

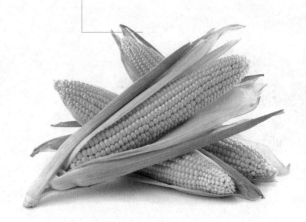

玉 米 切 法

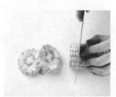
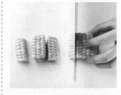

①玉米去皮、须，洗净后切成块。

②玉米去皮、须，洗净后切成段。

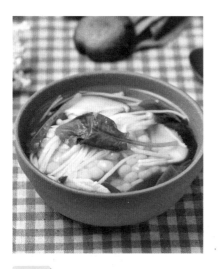

双菇玉米菠菜汤

原料

香菇	80 克
金针菇	80 克
菠菜	50 克
玉米段	60 克
姜片	少许

调料

盐	2 克
鸡粉	3 克

制作方法

❶ 锅中注水烧开，放入洗净切块的香菇、玉米段和姜片，拌匀，煮约15分钟至食材断生。

❷ 倒入洗净的菠菜和金针菇，拌匀，加入盐、鸡粉，拌匀调味。

❸ 煮约2分钟至食材熟透，盛出煮好的汤料，装碗即可。

这样吃：含胡萝卜素，具有防癌作用。

玉米排骨鲜汤

原料

玉米段	200 克
排骨	200 克
姜片	少许
葱花	少许
葱段	少许

调料

料酒	8 毫升
盐	2 克

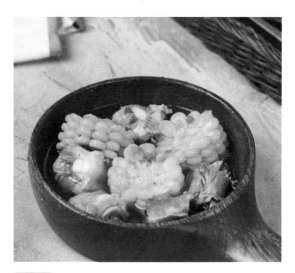

这样吃：含黄质，可以对抗眼睛老化。

制作方法

❶ 锅中注水烧热，倒入排骨、料酒，汆煮去血水，捞出，沥干水分。

❷ 锅中注水烧开，倒入玉米、排骨、姜片、葱段，搅拌片刻，盖上锅盖，煮1个小时至熟透。

❸ 掀开锅盖，加入盐，搅拌片刻，使食材入味，盛出装碗，撒葱花即可。

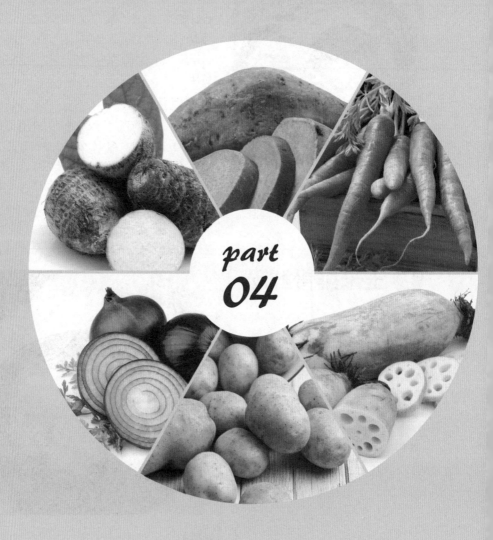

part
04

根茎类蔬菜

根茎类蔬菜是指介于粮食与蔬菜之间的蔬菜，如马铃薯、甜薯、芋头等，含淀粉较多，可供给人体较多的热量。通常根茎类的蔬菜营养价值不如叶菜类，但含钙、磷、铁等矿物质比较丰富。有的还含有丰富的淀粉，有的则含有丰富的胡萝卜素。

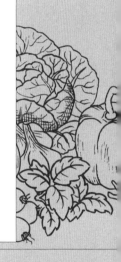

白萝卜

别名：萝白、萝欠、菜头、紫花菜

White radish

性味归经

性平，味甘、辛，归肺、脾经

小档案

常见的萝卜有白萝卜和胡萝卜两种，其中白萝卜原产我国。有"冬吃萝卜夏吃姜，一年四季保安康"的说法，深受大众的喜爱。

营养价值

膳食纤维、钙、磷、铁、钾、维生素 C 和叶酸的含量较高。

100g 热量约

16 大卡 calories

白萝卜保存

◎**通风储存法:** 白萝卜最好能带泥存放，如果室内温度不太高，可以放在阴凉通风处。

◎**冰箱冷藏法:** 如果买到的白萝卜已清洗过，则可以用纸包起来放入塑料袋中，放入冰箱冷藏室储存。

烹饪指南

◎白萝卜可生食、炒食、做药膳、煮食，或煎汤、捣汁饮，或外敷患处，烹饪中适用于烧、拌、熬，也可作配料和点缀。

如何选购

观外形 应选择个体大小均匀、根形圆整者。

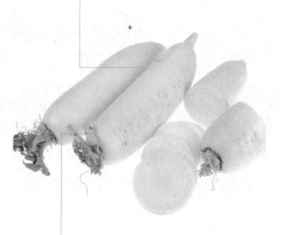

看颜色 新鲜白萝卜色泽嫩白，应选择表皮光滑、皮色正常者。

白萝卜切法

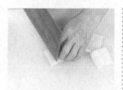

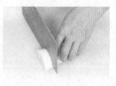

①取洗净去皮的白萝卜段竖着切成稍厚的片，纵向切成条状。

②取洗净去皮的白萝卜，纵向对半切，再切成厚片。

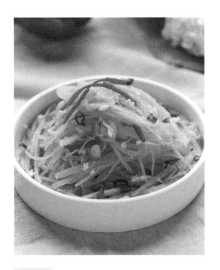

这样吃：富含芥子油，促进胃肠蠕动。

白萝卜拌金针菇

原料

白萝卜 .... 200 克
金针菇 .... 100 克
彩椒 .... 20 克
圆椒 .... 10 克
蒜末、葱花 .. 各少许

调料

盐、鸡粉......各2克
白糖................5 克
辣椒油、芝麻油
..................各适量

制作方法

❶ 洗净去皮的白萝卜切细丝；洗好的圆椒切成细丝；洗净的彩椒切成细丝；金针菇切除根部。

❷ 锅中注水烧开，倒入金针菇，拌匀，煮至断生，捞出，放入凉开水中，洗净，沥干水分。

❸ 取碗，放入白萝卜、彩椒、圆椒、金针菇、蒜末、盐、鸡粉、白糖、辣椒油、芝麻油、葱花，拌匀，装盘即可。

蜜蒸白萝卜

原料

白萝卜 ....350 克
枸杞.....................................8 克
蜂蜜..................................50 克

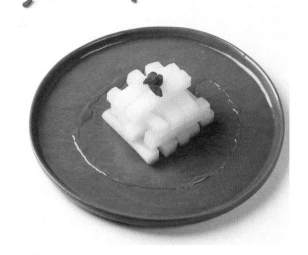

eat!

这样吃：含木质素，能吞噬癌细胞。

制作方法

❶ 将洗净去皮的白萝卜切成片。

❷ 取蒸盘，放上白萝卜，摆好，再撒上洗净的枸杞。

❸ 蒸锅上火烧开，放入装有白萝卜的蒸盘，盖上盖，蒸约5分钟，至白萝卜熟透，取出，趁热浇上蜂蜜即成。

胡萝卜

别名：红萝卜、黄萝卜、番萝卜

Carrot

性味归经

性温，味甘、辛

小档案

胡萝卜为伞形科，原产地中海沿岸，我国栽培甚为普遍，以山东、河南、浙江、云南等省种植最多，品质亦佳。

营养价值

富含胡萝卜素，还含维生素 B_1、维生素 B_2、钙、铁、磷等维生素和矿物质。

100g
热量约

25
大卡
calories

胡萝卜保存

◎**通风储存法：**可用报纸包好，放在阴暗处保存。如果将胡萝卜放置在室温下，就要尽量在 1～2 天内吃掉，否则胡萝卜会枯萎、软化。

◎**冰箱冷藏法：**胡萝卜存放前不要用水冲洗，只需将胡萝卜的"头部"切掉，然后放入冰箱冷藏即可。

烹饪指南

◎禁忌生食，类胡萝卜素因没有脂肪而很难被吸收，从而造成浪费。

如何选购

观外形 选购胡萝卜的时候，以形状规整，表面光滑，且心柱细的为佳，不要选表皮开裂的。

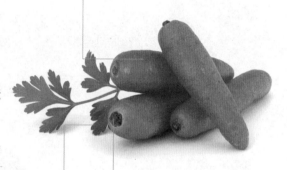

摸软硬 新鲜的胡萝卜手感较硬，手感柔软的说明放置时间过久，水分流失严重。

看颜色 选色泽鲜嫩，表皮、肉质和心柱均呈橘红色的，且颜色深的比颜色浅的好。

胡萝卜切法

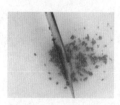

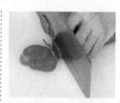

①洗净去皮的胡萝卜，切成块，再切碎。

②洗净去皮的胡萝卜，去蒂，切成圆片。

胡萝卜炒猪肝

原料

胡萝卜 .. 150 克
猪肝 .... 200 克
蒜末、葱白、姜
末 .... 各少许

根茎类蔬菜

调料

盐 .... 5 克
料酒 .... 3 毫升
食用油 ...... 适量
生粉、鸡粉
.... 各 3 克

制作方法

❶ 去皮洗净的胡萝卜切片；洗净的猪肝切片，猪肝加入盐、料酒、生粉、食用油，拌匀，腌渍 10 分钟。

❷ 锅中注水烧开，加入盐、胡萝卜、食用油，煮沸，捞出；倒入猪肝，余片刻捞出。

❸ 用油起锅，倒入姜末、蒜末、葱白，爆香，放入猪肝、料酒、胡萝卜、盐、味精、鸡粉、熟油，盛盘中即可。

eat!

这样吃：能调节细胞内的平衡，加强身体的抗过敏能力。

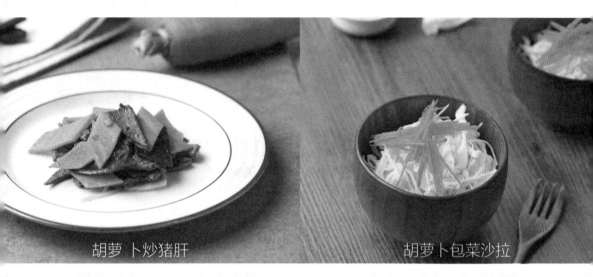

胡萝卜炒猪肝　　　　　　　　　　胡萝卜包菜沙拉

 # 胡萝卜包菜沙拉

原料

胡萝卜 .... 1 根
包菜 ...... 100 克

调料

盐 .... 适量
橄榄油 ...... 适量

制作方法

❶ 洗净去皮的胡萝卜，切成丝；洗净的包菜，切成丝。

❷ 锅中注水烧开，倒入胡萝卜、包菜丝，焯水至熟软，捞出，沥干水分。

❸ 装碗，放入盐、橄榄油，拌至入味即可。

eat!

这样吃：能够调节细胞内的平衡，加强身体的抗过敏能力。

莴笋

别名：莴苣、莴苣笋、莴苣菜、莴菜

Asparagus lettuce

性味归经
性凉，味甘、苦，归肠、胃经

小档案
莴笋原产地中海沿岸，约在七世纪初经西亚传入我国。莴苣分茎用和叶用两种，前者各地都有栽培，后者南方栽培较多。

营养价值
含有碳水化合物、蛋白质、脂肪、大量膳食纤维、钾、磷、钙、钠、维生素A、B族维生素。

100g
热量约

14
大卡
calories

莴笋保存
◎**通风储存法：** 新鲜莴苣在阴凉通风处可放2～3日。
◎**冰箱冷藏法：** 直接用保鲜袋装好，放入冰箱冷藏，则约可保鲜一周。需要注意的是，应与苹果、梨子和香蕉分开，以免诱发褐色斑点。

烹饪指南
◎焯莴笋时一定要注意时间和温度，焯的时间过长、温度过高会使莴笋绵软，失去清脆的口感。

如何选购

观外形　以茎粗大，中下部稍粗或呈棒状，外表整修洁净，基部不带毛根，叶片距离较短为最佳。

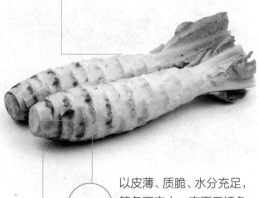

看笋肉　以皮薄、质脆、水分充足，笋条不空心，表面无锈色为好。

看颜色　莴笋颜色呈浅绿色，鲜嫩水灵，有些带有浅紫色为最佳。

莴笋切法

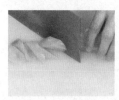

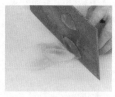

①取一截洗净削皮的莴笋，将莴笋转动一下，依次切成滚刀块。

②取一截洗净削皮的莴笋，从切口处用斜刀切片。

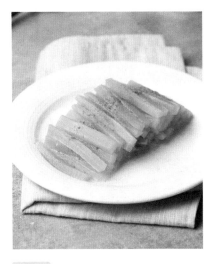

麻酱莴笋

原料

莴笋...........300 克

调料

芝麻酱..........50 克
白糖...............1 匙
盐...................1 匙
食用油............少许

制作方法

❶ 将莴笋去皮洗净，切成 0.5 厘米粗的条，用沸水汆烫一下，捞出来沥干水分。

❷ 将芝麻酱放入碗中，加适量温水，再加入盐和白糖，调匀。

❸ 将调好的芝麻酱淋在莴笋上，拌匀即可。

这样吃：利于体内的水电解质平衡，促进排尿和乳汁的分泌。

腰果莴笋炒山药

原料

腰果.......................60 克
铁棍山药...................150 克
莴笋......................200 克
胡萝卜...................100 克
蒜末、葱白...................各少许

调料

盐.......................6 克
水淀粉、料酒、食用油.....各适量

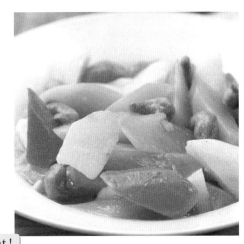

这样吃：莴苣含有多种维生素和矿物质，具有调节神经系统功能的作用。

制作方法

❶ 去皮洗净的山药切滚刀块；洗净的胡萝卜切滚刀块；洗净的莴笋切滚刀块。

❷ 锅注水烧开，加盐、胡萝卜、莴笋、山药，煮熟，捞出；热锅注油，放腰果，炸熟，捞出。

❸ 锅底留油，放蒜葱爆香，倒入焯过水的材料，炒匀，加盐、鸡粉、料酒、水淀粉、腰果，炒匀，盛出即可。

芦笋

别名：龙须菜、青芦笋、石刁柏

Asparagus

性味归经

性凉，味苦、甘，归肺经

小档案

芦笋为百合科植物石刁柏的嫩茎，是一种高档而名贵的蔬菜，被誉为"世界十大名菜之一"，在国际市场上享有"蔬菜之王"的美称。

营养价值

含有丰富的蛋白质、维生素、矿物质、天门冬酰胺、多种甾体皂苷物质等。

100g 热量约 **75** 大卡 calories

芦笋保存

◎**冰箱冷藏法：**新鲜芦笋的鲜度很快就降低，使组织变硬且失去大量营养素，应该趁鲜食用，不宜久藏。如果不能马上食用，以报纸卷包芦笋，置于冰箱冷藏室，应还可维持两三天。

烹饪指南

◎芦笋虽好，但不宜生吃，也不宜存放一周以上才吃，而且应低温避光保存。

如何选购

 观外形　芦笋的形状以直挺、细嫩粗大的为好，笋花苞要繁密，没有长腋芽。

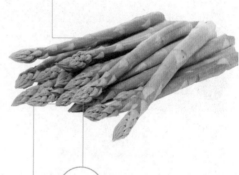

 看基部　芦笋基部呈现紫红色木质化，说明已经不新鲜。

看颜色　一般白芦笋以整体色泽乳白为最佳，绿芦笋的色泽以油亮为佳。

芦笋切法

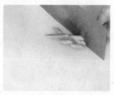　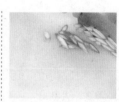

①将洗净去头的芦笋从切口处用斜刀切成块。　②把洗净去头的芦笋从切口处用斜刀切成片。

芦笋玉米西红柿汤

原料

芦笋........50 克
玉米......120 克
西红柿.......1 个

调料

鸡粉..........适量
盐............适量
食用油......适量

制作方法

❶ 芦笋洗净切断；玉米洗净切小块；西红柿洗净切小块。

❷ 锅中注入水烧开，倒入玉米、西红柿，拌匀，煮约 15 分钟。

❸ 锅中淋上食用油，倒入芦笋，加入盐、鸡精，拌匀，煮至食材熟透，即可出锅。

eat！

这样吃：叶酸含量较多，有助于胎儿大脑发育。

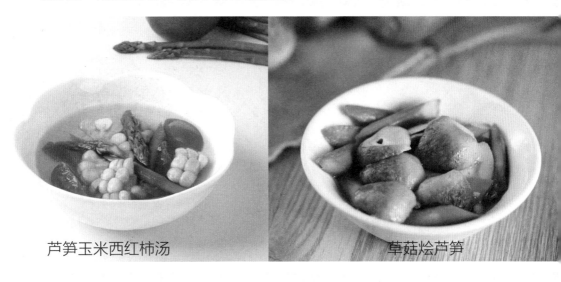

芦笋玉米西红柿汤　　　　　　　　草菇烩芦笋

草菇烩芦笋

原料

芦笋...... 170 克
草菇........85 克
胡萝卜片...少许
姜片..........少许
蒜末..........少许

调料

盐、鸡粉、蚝油、
料酒、水淀粉、
食用油...各适量

制作方法

❶ 草菇洗净切小块；洗净去皮的芦笋切成段。

❷ 把草菇、芦笋段焯煮断生后捞出；

❸ 油爆萝卜片、姜、蒜，倒入焯好的食材，加料酒、蚝油、盐、鸡粉，炒至熟软，倒入水淀粉勾芡即成。

eat！

这样吃：能改善脂肪代谢，降低胆固醇。

竹笋

别名：笋、毛笋、竹芽、竹萌

Bamboo shoot

性味归经

性微寒，味甘，归胃、大肠经

小档案

竹笋是竹的幼芽，也称为笋。竹为多年生常绿草本植物，原产中国，类型众多，适应性强，分布极广，食用部分为初生、嫩肥、短壮的芽或鞭。

营养价值

含蛋白质、脂肪、糖、钙、磷、铁以及胡萝卜素、B族维生素、维生素C等营养成分。

100g
热量约

19
大卡
calories

竹笋保存

◎**通风储存法：** 竹笋适宜在低温条件下保存，但不宜保存过久，否则质地变老会影响口感，建议保存一周左右。

◎**冰箱冷藏法：** 如有多的竹笋，可直接用保鲜袋装好放入冰箱冷藏，可保存4~5天。或是买回竹笋后在切面上先涂抹一些盐，再放入冰箱中冷藏。

烹饪指南

◎竹笋用温水煮好后熄火，自然冷却，再用水冲洗，可去涩味。

如何选购

观外形　竹笋节与节之间的距离要近，距离越近的笋越嫩。

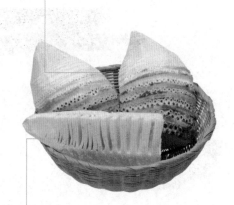

看颜色　外壳色泽鲜黄或淡黄略带粉红，笋壳完整而饱满。

竹笋切法

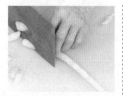

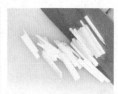

①洗净去皮的竹笋用斜刀先切一块，滚动竹笋，切成滚刀块。

②将洗净去皮的竹笋，切成丝。

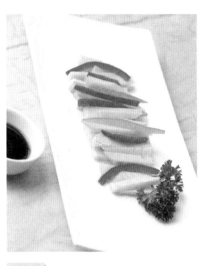

🍴 竹笋彩椒沙拉

原料

竹笋............200 克
彩椒................少许

调料

食用油、盐、白醋、橄榄油............各适量

制作方法

❶ 竹笋洗净，切成斜段；彩椒洗净，切丝。

❷ 锅内注水烧沸，放入竹笋、彩椒焯熟后，捞起沥干装入盘中。

❸ 加入盐、醋、橄榄油拌匀后即可。

这样吃：高纤维成分帮助消化，治疗便秘。

🍴 鹿茸竹笋烧虾仁

原料

虾仁................................150 克
竹笋 ....200 克
鹿茸 ....5 克
鸡汤............................200 毫升

调料

料酒................................ 8 毫升
鸡粉................................2 克
盐 ....2 克
食用油、水淀粉 ....各适量

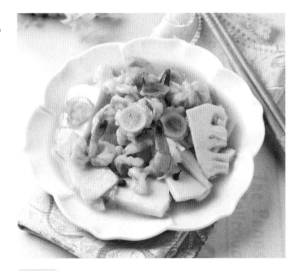

这样吃：有助于增强机体的免疫力。

制作方法

❶ 竹笋切片；虾仁横刀切开，去除虾线。

❷ 把笋片氽煮去杂质后捞出，沥干水分。

❸ 热锅注油，放笋片、虾仁、鹿茸，淋料酒，翻炒，放鸡汤、盐、鸡粉，倒水淀粉勾芡即可。

苤蓝

别名：人头疙瘩、不留客、球茎甘蓝

Kohlrabi

性味归经

性凉，味甘、辛，归大肠、膀胱经

小档案

苤蓝为十字花科草本植物甘蓝的茎叶，形状如球，是甘蓝的一种，原产于地中海沿岸，由叶用甘蓝变异而来。

营养价值

含蛋白质、糖、粗纤维、灰分、钙、磷、铁、胡萝卜素、硫胺素、核黄素、维生素C等。

100g
热量约

**29
大卡**
calories

苤蓝保存

◎苤蓝如果存放在常温状态下，就不能储存很久，为了更好地保存，建议用保鲜膜裹住，放置在冰箱冷藏室里保鲜。

烹饪指南

◎苤蓝不宜炒得过熟，以生拌或绞汁服用为好。

如何选购

观外形

买苤蓝时，可根据外形来判断其品质优劣。应挑选坚硬的、长椭圆形、球形或扁球形、有叶的肉质球茎。

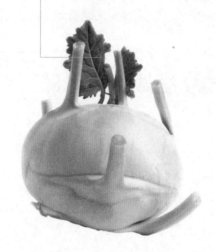

苤蓝切法

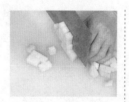

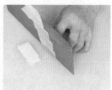

①洗净去皮的苤蓝，切成方丁。

②洗净去皮的苤蓝，切成片。

苤蓝........80 克
排骨...... 100 克
红枣........10 克
麦冬、甘草
............各 5 克

调 料

盐 ....适量

制 作 方 法

❶ 洗净去皮的苤蓝切成条；处理好的排骨焯去血水，捞出。

❷ 锅中注入水烧开，放入排骨、苤蓝、麦冬、甘草、红枣，煮至熟软。

❸ 最后调入盐，拌匀即可。

这样吃：能防治便秘，排除毒素。

根
茎
类
蔬
菜

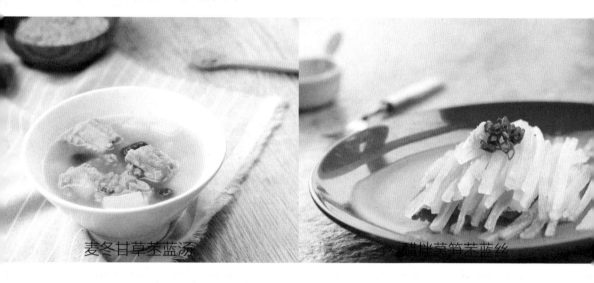

麦冬甘草苤蓝汤　　　　　　　　　　　醋拌莴笋苤蓝丝

 醋拌莴笋苤蓝丝

原 料

莴笋........50 克
苤蓝.........40 克
白萝卜.....35 克
葱丝..........少许

调 料

陈醋.......6 毫升
盐、食用油
.............各适量

制 作 方 法

❶ 洗净去皮的莴笋、苤蓝、白萝卜均切成丝。

❷ 锅中注水烧开，倒入食用油，放入莴笋丝、苤蓝丝、白萝卜丝，焯水至断生，捞出，沥干水分。

❸ 装碗，加入陈醋、盐，拌至入味，点缀上葱丝即可。

这样吃：有增强人体免疫功能的作用。

茭白

别名：茭瓜、茭笋、茭粑、茭儿菜、篙芭

Cane shoots

性味归经

性微寒，味甘，归肝、脾、肺经

小档案

茭白是我国特有的水生蔬菜。世界上把茭白作为蔬菜栽培的，只有我国和越南。在唐代以前，茭白被当作粮食作物栽培。

营养价值

不仅含糖类、有机氮、水分、脂肪、蛋白质、纤维、灰粉，还含有赖氨酸等17种氨基酸。

100g
热量约

23
大卡
calories

茭白保存

◎**冰箱冷藏法：**茭白水分极高，若放置过久，会丧失鲜味，最好即买即食。若需保存，可以用纸包住，再用保鲜膜包裹，放入冰箱保存。

◎**容器储存法：**先在盛器（缸、桶、池等）底部铺上一层食盐，约5厘米厚，然后将经过挑选的、削去鞘的、带两三张壳的茭白，按次序平铺在盛器内，堆至距盛器口5~10厘米，用盐密封好。

烹饪指南

◎如发生茭白黑心，是品质粗老的表现，不要食用。

如何选购

观外形 选购茭白，以根部以上部分显著膨大、掀开叶鞘一侧即略露茭肉的为佳。

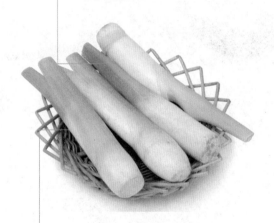

看颜色 皮上如露红色，是由于采摘时间过长而引起的变色，质地较老。

茭白切法

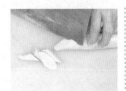

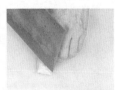

①将茭白切除较细的部分，用斜刀切茭白，将茭白滚刀切成块。

②将洗好的茭白切去较细的顶端，茭白切成片状。

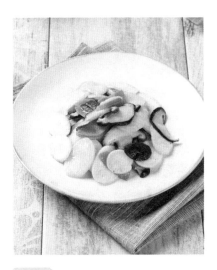

香菇炒茭白

原料

茭白............200 克
鲜香菇..........20 克
葱..................少许
胡萝卜片..........少许

调料

盐..................适量
鸡粉..............适量
芝麻油..............适量
水淀粉............适量
食用油............适量

制作方法

❶ 将已去皮洗净的茭白切片；洗好的鲜香菇切片；洗好的葱切成段。

❷ 热锅注油，倒入茭白、香菇、胡萝卜片，翻炒 1 分钟，加入盐、鸡粉，炒至熟透。

❸ 放入水淀粉、芝麻油、葱段，炒匀，将炒好的香菇茭白盛入盘内即成。

这样吃：补充营养物质，有健壮机体的作用。

金针菇茭白沙拉

原料

金针菇 ....40 克
茭白................................30 克
木耳................................25 克
彩椒................................15 克
姜 .... 少许

调料

生抽.............................. 5 毫升
陈醋.............................. 7 毫升
盐、橄榄油......................各适量

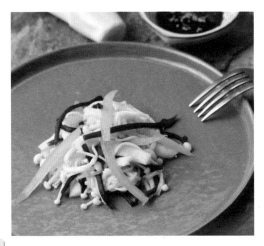

这样吃：能补充人体的营养物质，具有健壮机体的作用。

制作方法

❶ 金针菇根部切除，逐根撕开，洗净；洗净的茭白，切成条；木耳切成丝；洗净的彩椒，去蒂，切成丝。

❷ 装碗，摆放整齐。

❸ 倒入生抽、陈醋、盐、橄榄油，拌至均匀即可。

山药

别名：淮山、薯蓣

Chinese yam

性味归经

性平，味甘，归脾、肺、肾经

小档案

山药营养丰富，食用、药用价值都很高，自古以来就被视为物美价廉的补虚佳品，既可作主粮，又可作蔬菜，还可以制成糖葫芦之类的小吃。

营养价值

含多种氨基酸和糖蛋白、黏液质、胡萝卜素、维生素 B_1、维生素 B_2 等。

100g 热量约 **56** 大卡 calories

山药保存

◎**通风储存法：**短时间保存只需用纸包好放入阴凉通风处即可。

◎**冰箱冷藏法：**如果购买的是切开的山药，则要避免接触空气，以用塑料袋包好放入冰箱里冷藏为宜。剥皮后的山药非常滑手，在手上涂些醋或盐之类的东西会好处理一些。

烹饪指南

◎新鲜山药切开时会有黏液，极易滑刀伤手，可以先用清水加少许醋洗，这样可减少黏液。

如何选购

观外形 看须毛越多的越好，因为须毛越多的山药口感越面。

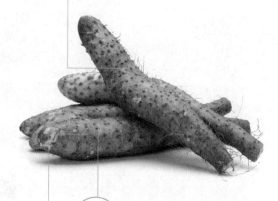

掂重量 大小相同的山药，较重的更好。

看颜色 山药的横切面肉质呈雪白色，这说明是新鲜的。

山药切法

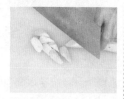

①洗净去皮的山药，用斜刀切山药，将山药滚刀切成块。

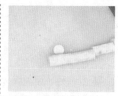

②洗净去皮的山药，切成相同大小的段。

糯米山药粥

原料

糯米.................................50 克
大米.................................50 克
山药.............................. 适量

制作方法

❶ 山药去掉皮，洗干净后切成小块。
❷ 糯米和大米洗干净后加水，煲至七成熟。
❸ 放入山药一起煲煮至熟。

eat!

这样吃：有强健机体、滋肾益精的作用。

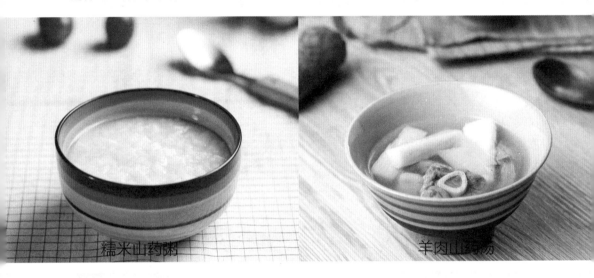

糯米山药粥

羊肉山药汤

羊肉山药汤

原料

羊肉块 ...300 克
山药.......200 克
葱白.......... 适量
姜片.......... 适量

调料

料酒.......... 适量
盐 .... 适量

制作方法

❶ 羊肉块放入沸水中余烫去血水，捞出，装碗；山药去皮，切长段，装碗。
❷ 将羊肉、山药放砂锅，加适量水及葱白、姜片、料酒，烧沸撇去浮沫后用小火烧至羊肉酥烂。
❸ 加盐调味后倒入碗内即可。

eat!

这样吃：含有皂甙，有润滑的作用。

土豆

别名：马铃薯、洋芋、馍馍蛋

potato

性 味 归 经

性平，味甘，归胃、大肠经

小 档 案

土豆是一种具有粮食、蔬菜和水果等多重特点的优良食品，是世界上许多国家重要的食品品种之一。

营 养 价 值

富含糖类，特别是淀粉质含量高，还含有蛋白质、脂肪、维生素等，并含有丰富的钾盐。

100g 热量约 **76** 大卡 calories

土 豆 保 存

◎**冰箱冷藏法：**将土豆不洗直接装在保鲜袋中，放进冰箱冷藏室保存，可以保存一周左右。

◎**埋沙储存法：**可以把土豆归置在一起，放在家里背光的通风处，用沙覆盖，以保持温度和干燥。

烹 饪 指 南

◎土豆去皮以后，如果等待下锅，可以放入冷水中，再向水中滴几滴醋，可以保持外表洁白。

如 何 选 购

观外形　土豆的外形以肥大而匀称的为好，特别是以圆形的为最好。

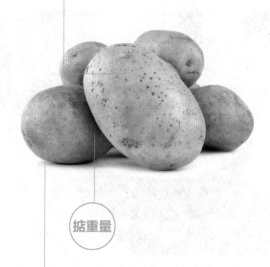

掂重量

看颜色　土豆分黄肉、白肉两种，黄的较粉，白的较甜。

土 豆 切 法

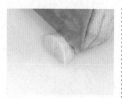

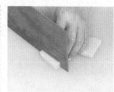

①洗净去皮的土豆，切面朝下，纵向切两半，横向切开成块状。

②洗净去皮的土豆对切两半，竖放，直切片，放平，纵向切条。

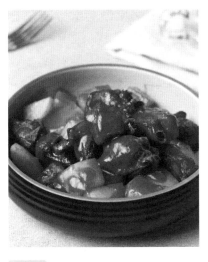

这样吃：钾元素可促进身体内钠的排出，调节机体酸碱平衡。

🍴 土豆炒排骨

原料

排骨............300 克
土豆............120 克
姜片................5 克

调料

盐、白糖、淀粉、香油、
食用油........各适量

制作方法

❶ 排骨斩块，加盐、白糖、淀粉，腌渍 5 分钟。

❷ 洗净的土豆去皮切块；起油锅，倒入排骨，炸至表面酥脆后捞起，将油倒出。

❸ 锅中放入土豆块、姜片，煮至沸腾后用水淀粉勾芡，再放入排骨，炒匀，淋上香油即可。

🍴 酱香土豆片

原料

土豆.................................300 克
青、红椒片 ....各 10 克
蒜薹.................................50 克
芹菜段 ....适量

调料

盐 ....3 克
鸡粉...................................3 克
水淀粉、豆瓣酱、食用油 .各适量

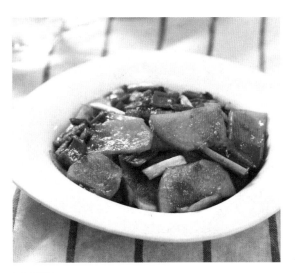

这样吃：可美白淡斑，修复晒伤。

制作方法

❶ 将去皮洗净的土豆切成片；蒜薹洗净切成段 。

❷ 锅中注水烧开，倒入土豆片，焯煮片刻后捞出。

❸ 油爆青红椒、蒜薹，倒入土豆片炒熟，加鸡粉、盐、豆瓣酱炒匀，倒入芹菜段、水淀粉炒匀即可。

红薯

别名：番薯、甘薯、红苕、白薯

Sweet potato

性味归经

性平，味甘，归脾、胃经

小档案

相传红薯最早由印第安人培育，经菲律宾传入中国，因而又名"番薯"，是一种物美价廉的大众食品。

营养价值

富含碳水化合物、膳食纤维、生物类黄酮、维生素A、维生素C、胡萝卜素、钾等。

100g 热量约 **99** 大卡 calories

红薯保存

◎**通风储存法：**红薯买回来后，可放在外面晒一天，保持它的干爽，然后放到阴凉通风处。

◎**冰箱冷藏法：**如果条件允许，可以将红薯用报纸包起来，放在冰箱保鲜室，这样红薯保存时间会更长，且不会发芽。

烹饪指南

◎吃红薯时应当配合其他的谷类食物。单吃的话，由于蛋白质含量较低，会导致营养摄入不均衡。所以，传统的将红薯切成块，和大米一起熬成粥其实是最科学的。

如何选购

观外形 应挑选纺锤形状者为最佳，并且还要看表面是否光滑。

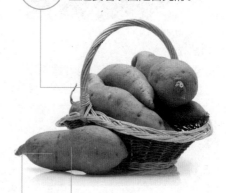

闻气味 要用鼻子闻一闻是否有霉味。

看颜色 表皮呈褐色或有黑色斑点的红薯，是受到了黑斑病菌的污染。

红薯切法

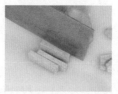

①洗净去皮的红薯对切两半，竖放，直切片，放平，纵向切条。

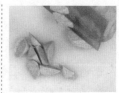

②洗净去皮的红薯，用斜刀切红薯，将红薯滚刀切成块。

蜜汁枸杞蒸红薯

原料

红薯......300 克
枸杞.........10 克

调料

蜂蜜........20 克

制作方法

❶ 将去皮洗净的红薯切片，取一蒸盘，放入红薯片，摆放整齐。
❷ 撒上洗净的枸杞，淋上蜂蜜，备好电蒸锅，烧开水后放入蒸盘。
❸ 盖上盖，蒸约 15 分钟，至食材熟透，取出蒸盘，稍微冷却后食用即可。

eat!

这样吃：能刺激肠道，通便排毒。

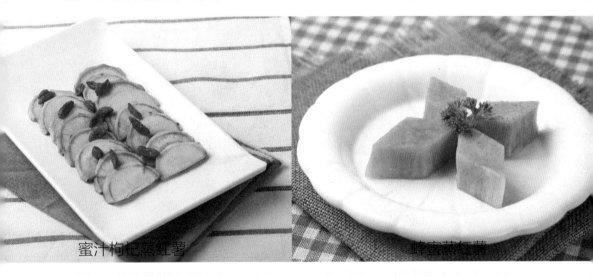

蜜汁枸杞蒸红薯　　　　　　　　蜂蜜蒸红薯

蜂蜜蒸红薯

原料

红薯..................................300 克
蜂蜜.................................. 适量

制作方法

❶ 洗净去皮的红薯修平整，切成菱形状；把红薯摆入蒸盘中。
❷ 蒸锅注水上火烧开，放入蒸盘；盖上盖，用中火蒸约 15 分钟至红薯熟透。
❸ 揭盖，取出蒸盘，待稍微放凉后浇上蜂蜜即可。

eat!

这样吃：可有效排毒养颜，延缓肌肤的老化。

凉薯

别名：地瓜、沙葛、土瓜、地萝卜

Yam bean

秋季
（7月~9月）

| 1 | 2 | 3 | 4 | 5 | 6 | 7 | 8 | 9 | 10 | 11 | 12 |

性味归经

性凉，味甘，归胃经

小档案

凉薯的块根肥大，肉洁白脆嫩多汁，比较美味。可生食，也可熟食。我国四川、湖北、重庆地区和台湾省栽培较多。

营养价值

含丰富的水分、碳水化合物、糖类、蛋白质，还含有维生素 C 等维生素和某些矿物质。

100g
热量约

56
大卡
calories

凉薯保存

◎**通风储存法：**凉薯不能放在密封袋内保存，应保持干燥，放在阴凉处。

◎**冰箱冷藏法：**将凉薯直接用保鲜袋装好，放入冰箱冷藏室储存。

烹饪指南

◎凉薯的种子和茎叶不宜食用，因为种子和茎叶含有鱼藤酮，会导致中毒。

如何选购

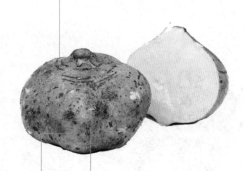

观外形 以个大、表皮完好、无破损、新鲜的为好。

尝味道 取一小块，试下口感，口感脆嫩，水分多且味甜的即可。

看颜色 质量好的凉薯，皮的颜色一般要更纯粹，切记勿买有黑斑的。

凉薯切法

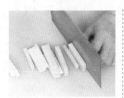 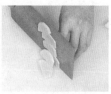

①洗净去皮的凉薯对切两半，竖放，直切片，放平，纵向切条。

②洗净去皮的凉薯，纵向对半切，一分为二，将凉薯纵向切片。

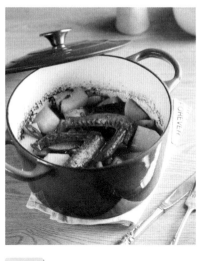

凉薯紫苏鸭

原 料

凉薯................2 个
鸭翅............ 100 克
红椒................ 1 个
紫苏................ 3 克
姜片、蒜片 .. 各少许

调 料

白糖.............. 10 克
生抽.............5 毫升
盐、食用油 .. 各适量

制 作 方 法

❶ 去皮的凉薯，切成块；洗净的红椒，切成圈；洗净的紫苏，撕成块。

❷ 锅中注油烧热，倒入姜片、蒜片，爆香。

❸ 加入白糖、鸭翅、生抽、凉薯块、紫苏、盐，拌炒至熟，点缀上红椒圈即可。

eat！

这样吃：能促进机体对维生素 C 的吸收。

胡萝卜凉薯片

原 料

去皮凉薯.........................200 克
去皮胡萝卜 ....100 克
青椒...................................25 克

调 料

盐、鸡粉..........................各 1 克
蚝油.....................................5 克
食用油 .... 适量

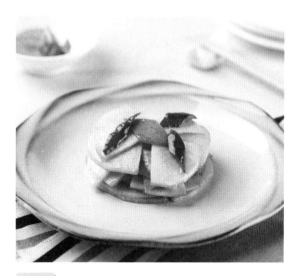

eat！

这样吃：有生津止渴、去热散火的功效。

制 作 方 法

❶ 洗净的凉薯切片；洗好的胡萝卜切薄片；洗净的青椒去去籽，切块。

❷ 热锅注油，倒入胡萝卜、凉薯，炒至食材熟透。

❸ 放入青椒、盐、鸡粉、水、蚝油，翻炒至入味，将菜肴盛出，装盘即可。

芋头

别名：香芋、芋、芋子、芋艿、芋奶

Taro

性味归经

性平，味甘、辛，归肠、胃经

小档案

原产我国和印度、马来西亚等热带地区，口感细软，绵甜香糯，易于消化而不会引起中毒，是一种很好的碱性食物。

营养价值

含蛋白质、钙、磷、铁、钾、镁、钠、胡萝卜素、烟酸、维生素 C、B 族维生素、皂角苷等。

100g
热量约

0
大卡
calories

芋头保存

◎**通风储存法：**将芋头放置于干燥阴凉的地方，且要通风。在购买之后尽可能快点将它食用完，因为芋头容易变软。需要注意的是，芋头不耐低温，故鲜芋头一定不能放入冰箱。在气温低于 7℃时，应存放于室内较温暖处，防止因冻伤造成腐烂。

烹饪指南

◎芋头烹调时一定要烹熟，否则其中的黏液会刺激咽喉。

如何选购

观外形

购买芋头时应挑选个头端正，表皮没有斑点、干枯、收缩、硬化及有霉变腐烂的。

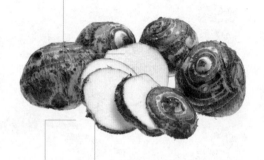

掂重量
同样大小的芋头，两手掂量下，选比较轻的那个会粉些。

摸软硬
可以用手轻轻地捏一捏芋头，硬点的比较好，软的说明快坏了。

芋头切法

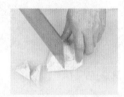
①去皮洗净的芋头对半切开，斜刀将芋头切块，切滚刀块。

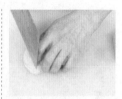
②取一块洗净去皮的芋头，芋头顶刀切成 1 厘米左右的厚片。

芋头汤

原料

芋头.......260 克
葱花.........少许

调料

盐 .... 适量

制作方法

❶ 洗净去皮的芋头先切条，再切块，备用。
❷ 砂锅中注入清水烧开，倒入芋头；盖上锅盖，烧开后用小火煮约 30 分钟至其变软。
❸ 揭开锅盖，加入盐，拌匀，至食材入味，将煮好的汤料盛出，装入碗中，撒上葱花即可。

eat !

这样吃：能增进食欲，帮助消化。

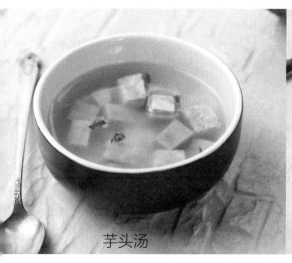

芋头汤

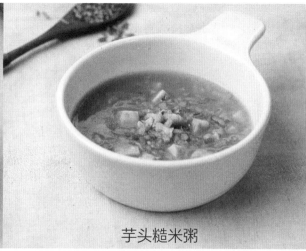

芋头糙米粥

芋头糙米粥

原料

水发糙米............................80 克
去皮芋头..........................140 克
桃仁................................. 少许

制作方法

❶ 洗净去皮的芋头切丁，待用。
❷ 砂锅中注入清水，倒入洗净的糙米拌匀，煮至食材变软，倒入芋头丁，搅匀。
❸ 煮 30 分钟至熟，盛出煮好的粥，撒上桃仁即可。

eat !

这样吃：达到美容养颜、乌黑头发的效果。

莲藕

别名：藕、藕节、湖藕、果藕、菜藕

Lotus root

盛 产 期

冬季

（10 月 ~ 12 月）

| 1 | 2 | 3 | 4 | 5 | 6 | 7 | 8 | 9 | 10 | 11 | 12 |

性 味 归 经

性凉，味辛、甘，归肺、胃经

小 档 案

莲藕又称藕，藕微甜而脆，原产于印度，后来引入中国。它的根根叶叶、花须果实，无不为宝，都可滋补入药。

营 养 价 值

营养价值很高，富含铁、钙等微量元素，维生素 K、维生素 C 和蛋白质。

100g 热量约 **74** 大卡 calories

莲藕保存

◎**冰箱储存法：**将藕直接用保鲜袋装好放在冰箱冷藏室储存，可保存一周左右。

◎**净水储存法：**将莲藕洗净，从节处切开，使藕孔相通，放入凉水盆中，使其沉入水底。置盆于低温避光处，夏天 1 ~ 2 天，冬天 5 ~ 6 天换一次水，这样夏天可保鲜 10 天，冬天可保鲜一个月。

烹 饪 指 南

◎莲藕可生食、烹食、捣汁饮，或晒干磨粉煮粥。熟食适用于炒、炖、炸及作菜肴的配料。

如 何 选 购

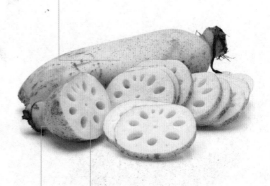

观外形 藕节之间的间距越大，则代表莲藕的成熟度越高，口感更好。

看通气孔 应选择通气孔较大的莲藕购买。

看颜色 莲藕的外皮应该呈黄褐色，肉肥厚而白。

莲藕切法

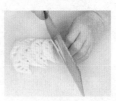

①取一块洗净去皮的莲藕，运用直刀法改刀，下刀，切成薄片。

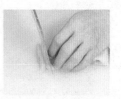

②去皮洗净的莲藕，切去头部，将莲藕竖着放，切成粗条状。

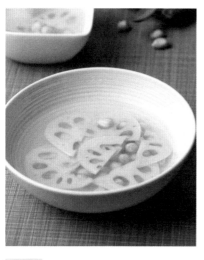

莲藕排骨汤

原 料	调 料
莲藕............250 克	盐...............3 克
排骨............200 克	料酒、鸡汁 .. 各少许
葱末、胡萝卜片、姜丝、	
花生米 .... 各少许	

制 作 方 法

❶ 莲藕切小块；排骨段氽水后捞出沥干。

❷ 锅中注水烧热，放姜丝、花生米、排骨，煮至熟软。

❸ 放入莲藕、盐、料酒、鸡汁，煮入味，撒葱、胡萝卜即成。

这样吃：有生津止渴、清热除烦的作用。

莲藕花生汤

原 料

莲藕...............................150 克	
水发花生...........................50 克	

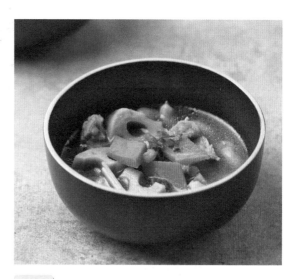

这样吃：两者一起食用可滋润皮肤，美容养颜。

制 作 方 法

❶ 将洗净去皮的莲藕对半切开，再切成薄片，装盘。

❷ 砂锅中注水烧开， 放入洗好的花生；盖上盖，用小火煲煮约 30 分钟。

❸ 揭盖，倒入切好的莲藕；盖上盖，用小火续煮 15 分钟至食材熟透即可。

马蹄

别名：荸荠、水栗、芍、凫茈、乌芋

Horseshoe

性味归经

性微寒，味甘，归肺、胃、大肠经

小档案

马蹄又称地栗，因形如马蹄，又像栗子而得名。皮色紫黑，肉质洁白，味甜多汁，清脆可口，自古有地下雪梨之美誉，北方人视之为江南人参。

营养价值

含有蛋白质、脂肪、粗纤维、胡萝卜素、B 族维生素、维生素 C、铁、钙、磷和碳水化合物。

100g
热量约

59
大卡
calories

马蹄保存

◎直接将马蹄装入保鲜袋中，扎好袋口，放在冰箱冷藏可保存 3 天。

烹饪指南

◎马蹄最好不要经常生吃。如果常吃生马蹄，其中的姜片虫就会进入人体并附在肠黏膜上，会造成肠道溃疡、腹泻或面部浮肿。

如何选购

观外形

应选形状完整、坚实，表皮无斑痕的，最好外皮还带泥土。

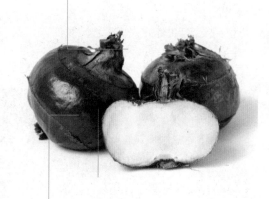

马蹄切法

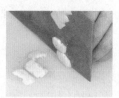
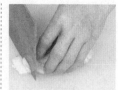

①洗净去皮的马蹄，平放，顶刀将马蹄切成相同的薄片即可。

②取洗净去皮的马蹄，竖放，切成条状。

马蹄花菜汤

原料

马蹄.......120 克
鲜香菇.....50 克
彩椒........50 克
花菜.......200 克
葱花.........适量

调料

食用油 ...... 少许
盐 .... 少许

制作方法

❶ 马蹄去蒂切片；花菜、彩椒切小块；香菇切片。

❷ 锅中注清水烧开，加入油、盐，倒入食材，拌匀。

❸ 盖上盖，煮至食材熟透，揭盖，搅匀；关火后盛出煮好的汤料，装入碗中，再撒上葱花即可。

eat !

这样吃：可清热生津、凉血解毒。

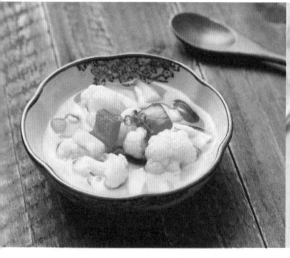

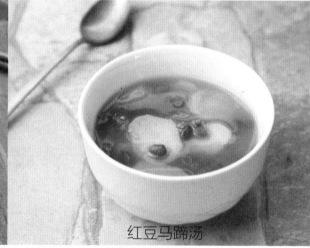

红豆马蹄汤

 # 红豆马蹄汤

原料

马蹄肉 ....150 克
水发红豆 ......150 克
姜片 ....适量

调料

盐 .... 少许

制作方法

❶ 砂锅置火上，注入水，烧开，倒入红豆。

❷ 大火煮开后转小火煮 30 分钟，放入姜片、马蹄肉，拌匀，续煮 30 分钟至食材熟透。

❸ 加入盐，拌匀调味，盛出煮好的汤料，装入碗中即可。

eat !

这样吃：起到生津润肺、化痰利肠的效果。

蒜薹

别名：韭花、韭菜花

Young garlic shoot

性味归经

性温，味甘、辛，归肝、肾经

小档案

韭薹原指夏秋季节韭白上生出的白色花簇，是以采食其幼嫩花茎为主的一类韭菜。花薹长而粗，形似蒜薹，品质鲜嫩，营养丰富，风味甚佳，深受欢迎。

营养价值

含水分、蛋白质、脂肪、糖类、钙、磷、铁、维生素 A 原、维生素 B_1、维生素 B_2、维生素 C 等。

100g
热量约

26
大卡
calories

蒜薹保存

◎**通风储存法：**韭薹属实心茎菜类，故耐贮存，放在通风干燥处，常温下一星期内不变质。

◎**冰箱冷藏法：**将韭薹用保鲜袋装好，将袋口扎紧，放在冰箱冷藏室储存。

烹饪指南

◎多在欲开未开时采摘，磨碎后腌制成酱食用。

如何选购

摸软硬 用大拇指和食指捏着一根菜花，如果有脆脆的感觉，或者是质地比较结实就是新鲜的韭薹。

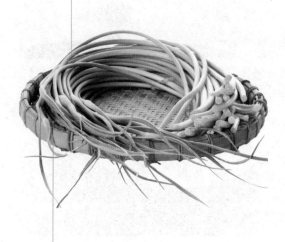

看颜色 如果韭薹的表面有一层淡淡的白粉，花枝头白而嫩绿，折断处齐整就是椎嫩的韭薹。

蒜薹切法

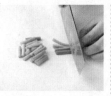

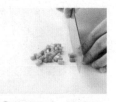

①蒜薹洗净，改刀成约拇指长。

②蒜薹洗净，切成丁。

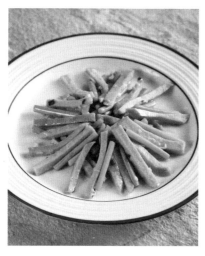

素鸡炒蒜薹

原 料		调 料	
蒜薹	100 克	生抽	5 毫升
香干	40 克	盐	适量
葱	少许	食用油	适量

制 作 方 法

❶ 蒜薹洗净，改刀成约拇指长；香干切成片。

❷ 炒锅烧热油，放入蒜薹，翻炒。

❸ 再加入香干、生抽，炒至入味，调入盐，拌匀即可。

eat!

这样吃：能刺激大肠排便，调治便秘。

蒜薹炒肉

原 料

牛肉	240 克
蒜薹	120 克
彩椒	40 克
姜片	少许
葱段	少许

调 料

盐、鸡粉	各 3 克
白糖、生抽、食粉、生粉、料酒、水淀粉、食用油	各适量

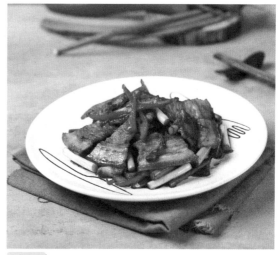

eat!

这样吃：有祛寒、散肿痛、杀毒气的功效。

制 作 方 法

❶ 洗净的蒜薹切段；洗好的彩椒切条形；洗净的牛肉切细丝，牛肉丝装碗，加入盐、鸡粉、白糖、生抽、食粉、生粉、食用油，拌匀，腌渍至其入味。

❷ 热锅注油，倒入牛肉丝，搅散，滑油至变色，捞出，沥干油。

❸ 锅底留油烧热，倒入姜片、葱段，爆香，放入蒜薹、彩椒、料酒，炒匀，放入牛肉丝、盐、鸡粉、生抽、白糖，炒匀，倒入水淀粉勾芡，盛出炒好的菜肴即可。

洋葱

别名：葱头、球葱、圆葱、玉葱、荷兰葱

Onion

性味归经

性温，味甘、微辛，归肝、脾、胃、肺经

小档案

洋葱外边包着一层薄薄的皮，或白，或黄，或紫，里面是一层一层白色或淡黄色的肉。国人惧怕其特有的辛辣香气，而在国外它被誉为"菜中皇后"。

营养价值

不仅含钾、维生素 C、叶酸、锌、硒等营养素，更有两种特殊的营养物质——槲皮素和前列腺素 A。

100g
热量约

39
大卡
calories

洋葱保存

◎**冰箱冷藏法：**洋葱一旦切开，即使是包裹了保鲜膜放入冰箱，因氧化作用，其养分也会迅速流失。因此，洋葱最好吃多少切多少，尽量避免切开后储存。

◎**丝袜储存法：**如果把洋葱装进不用的丝袜里，在每个中间打个结，使它们分开，然后将其吊在通风的地方，就可以使洋葱保存好久而不会腐坏。

烹饪指南

◎洋葱切去根部，剥去老皮，洗净泥沙，生、熟食均可。

如何选购

观外形 洋葱表皮越干、越光滑越好。洋葱球体完整、球型漂亮，表示洋葱发育较好。

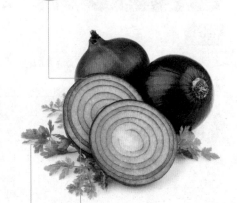

摸软硬 用手轻轻按压洋葱，发现软软的，表示可能已发霉，较不易储藏。

看颜色 最好可以看出透明表皮中带有茶色的纹理。

洋葱切法

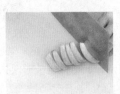

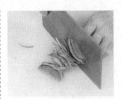

①洗净去皮的洋葱对半切开，剥开的洋葱片切成条状即可。

②整个洗净去皮的洋葱，一分为二，斜放砧板，用刀纵向切丝。

洋葱爆牛肉

原料

牛里脊肉100克
洋葱.........50克
葱花.........适量
姜丝.........适量

调料

酱油..........少许
盐 ....少许
食用油 ......少许

制作方法

❶ 牛肉切薄片，加食用油、酱油，腌约 10 分钟；洋葱洗干净，切成细丝。

❷ 油锅烧热，放洋葱爆炒，加盐、水炒匀，盛出。

❸ 油锅烧热，倒葱、姜爆香，放入牛肉片，快熟时，放入洋葱，加入调料调好味，炒匀即可。

eat!

这样吃：能促进新陈代谢，增强体力。

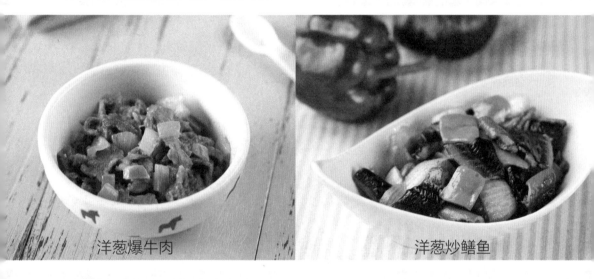

洋葱爆牛肉   洋葱炒鳝鱼

洋葱炒鳝鱼

原料

鳝鱼.......200克
洋葱...... 100克
圆椒 55克
姜片.........少许
蒜末.........少许

调料

盐、料酒、生抽、
水、淀粉、芝麻油、
鸡粉、食用油...
............各适量

制作方法

❶ 洋葱、圆椒、鳝鱼均切块；鳝鱼加调料腌渍。

❷ 将鳝鱼焯至片刻，捞出，沥干水分。

❸ 锅注油烧热，放姜、蒜爆香，加圆椒、洋葱，炒匀，放鳝鱼和全部调料，炒熟即可。

eat!

这样吃：可增强人体修复损伤细胞的能力。

百合

别名：山丹、强瞿、番韭、倒仙

Lily

盛产期

秋季
（7月～9月）

| 1 | 2 | 3 | 4 | 5 | 6 | 7 | 8 | 9 | 10 | 11 | 12 |

性味归经

性微寒，味苦，归心、肺经

小档案

百合主要分布在亚洲东部、欧洲、北美洲等北半球温带地区，其主要应用价值在于观赏。它的球茎含丰富淀粉质，部分品种可作为蔬菜食用。

营养价值

含有淀粉、蛋白质、脂肪及钙、磷、铁、镁、锌、硒、B族维生素、维生素C、泛酸钙、胡萝卜素等。

100g
热量约

166
大卡
calories

百合保存

◎新鲜百合用保鲜膜封好后置于冰箱中，可保存很长一段时间。

烹饪指南

◎将鲜百合的鳞片剥下，撕去外层薄膜洗净后在沸水中浸泡一下，可以除去苦涩味。

如何选购

观外形 看片张大小，片张大，肉质肥厚的质量比较好。

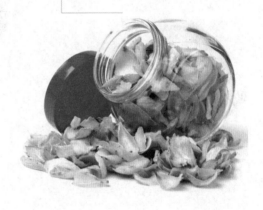

百合切法

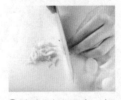

①洗净剥开百合，切成丝。

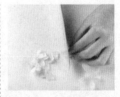

②洗净剥开百合，切成块。

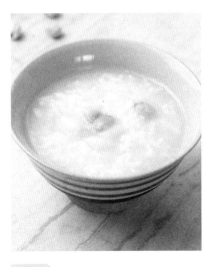

🍴 百合莲子粥

原料

鲜百合 ....50 克

莲子.................................30 克

大米.................................50 克

制作方法

❶ 莲子去芯，百合去蒂，洗净。

❷ 将锅中放适量清水，加入莲子大火煮至水沸。

❸ 将大米放入锅中煮至水沸，将火调小，放入百合同煮，直至米花散开，再焖 10 分钟左右即可。

这样吃：有养阴清肺、润燥止咳的功效。

🍴 枸杞百合蒸鸡

原料

鸡肉块 ....400 克

干百合 ....20 克

红枣碎 ....20 克

枸杞.................................15 克

姜片、葱花 ....各少许

调料

盐 ....3 克

料酒.................................6 毫升

生抽.................................8 毫升

食用油 ....适量

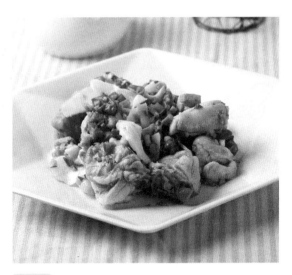

这样吃：有利于肌肉兴奋，可促进代谢功能协调。

制作方法

❶ 鸡肉装碗，撒红枣，放百合、枸杞、姜片、盐、料酒、生抽，腌渍约 10 分钟。

❷ 将腌渍好的鸡肉摆入盘中，再放入蒸锅中。

❸ 蒸至食材熟透，取出撒葱花即成。

生姜

别名：姜皮、姜、姜根、百辣云

Fresh ginger

盛产期

春季

（1月~3月）

1 2 3 4 5 6 7 8 9 10 11 12

性味归经

性微温，味辛，归肺、脾、胃经

小档案

"冬吃萝卜夏吃姜，一年四季保健康"，是我国民间常流传的话。生姜的功效很多，鲜品或干品可作为调味品。姜经过炮制，可作为中药的药材之一。

营养价值

姜含有蛋白质、多种维生素、胡萝卜素、钙、铁、磷等。

100g 热量约 **41** 大卡 calories

生姜保存

◎**冰箱冷冻法：**切过的生姜最好的保存方法是，将生姜切成3~4厘米的厚片，然后用保鲜膜包好放入冷冻室保存，需要时再取出，味道和新鲜的一样。

烹饪指南

◎生姜加工成块或片，多数是用在火工菜中，如炖、焖、煨、烧、煮、扒等烹调方法中，具有去除水产品、禽畜类的腥膻气味的作用。

如何选购

观外形 选择表面平整，在选购嫩姜时，要选芽尖细长的。

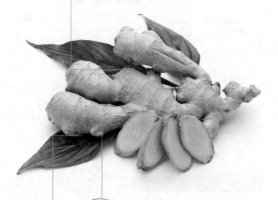

摸软硬 用手捏，要买肉质坚挺、不酥软、姜芽鲜嫩的。

闻气味 可用鼻子闻一下，若有淡淡的硫黄味，千万不要买。

生姜切法

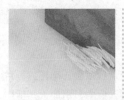

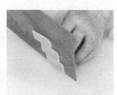

①洗净去皮的生姜块，平放，改刀，姜片切成一样的细丝。

②洗净去皮的生姜，中间切成两半，生姜切成厚度一致的薄片。

当归生姜羊肉汤

原料

羊肉...... 400 克
当归........10 克
姜片........40 克
香菜段......少许

调料

料酒........8 毫升
盐 ....2 克
鸡粉..........2 克

制作方法

❶ 锅中注水烧开，倒入羊肉，拌匀，加入料酒，煮沸，氽去血水，捞出，沥干水分。

❷ 砂锅注水烧开，倒入当归、姜片、羊肉、料酒，拌匀，盖上盖，炖2小时至羊肉软烂。

❸ 揭开盖子，放盐、鸡粉，拌匀，夹去当归和姜片，盛出煮好的汤料装入盘中即可。

eat！

这样吃：可加速血液流通，能促进血液中酒精的消化。

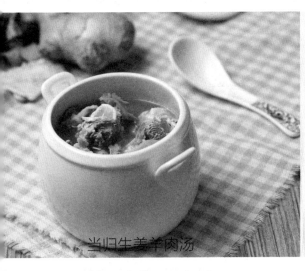
当归生姜羊肉汤

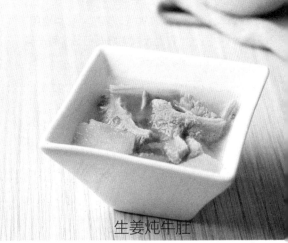
生姜炖牛肚

生姜炖牛肚

原料

生姜........50 克
牛肚.......130 克
葱花..........少许

调料

盐 ....2 克
鸡粉..........2 克
料酒........5 毫升

制作方法

❶ 去皮洗净的生姜切成片；洗好的牛肚切成粗丝。

❷ 砂锅中注水烧开，放入生姜片、牛肚、料酒，盖好盖子，煮40分钟至食材熟透。

❸ 加入盐、鸡粉，煮至食材入味，撒上葱花，煮至散发出葱香味，取下砂锅即可。

eat！

这样吃：起到温中止呕、温肺止咳的效果。

蒜

别名：大蒜、胡蒜、紫皮蒜、独头蒜

Garlic

性味归经

性温，味辛，归脾、胃、肺经

小档案

蒜为一年生或二年生草本植物，味辛辣，又称葫蒜，以其鳞茎、蒜薹、幼株供食用。中国是世界上大蒜栽培面积最广和产量最多的国家之一。

营养价值

富含水分、蛋白质、维生素C、碳水化合物，还含有钙、磷、铁、大蒜素。

100g
热量约

113
大卡
calories

蒜保存

◎**通风储存法：**大蒜可放在网袋中，悬挂在室内阴凉通风处，或放在有透气孔的陶罐中保存。

◎**冰箱冷藏法：**在春节过后老蒜容易发芽的时候，可把大蒜用锡纸紧贴蒜身包好，放入密封盒中入冰箱冷藏，这样同样可保存2月之久。

烹饪指南

◎腌制大蒜不宜时间过长，以免破坏有效成分。

如何选购

观外形 应购买那些看起来圆圆胖胖的，表皮没有破损的大蒜。

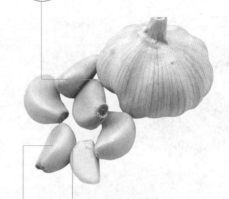

摸软硬 轻轻用手指挤压大蒜的茎，检查其摸起来是否坚硬，好的大蒜应该摸起来没有潮湿感。

闻气味 大蒜要选购味道浓厚，辛香可口，有明显的辛辣味道的。

蒜切法

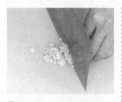

①取洗净的蒜瓣，用刀面将大蒜拍碎，再切成碎末即可。

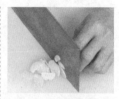

②取洗净的蒜瓣，将蒜瓣依次切成均匀的薄片。

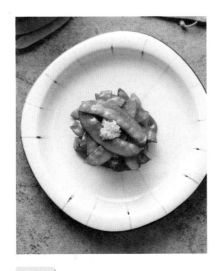

蒜蓉荷兰豆

原料

荷兰豆......... 120 克
大蒜.............. 10 克

调料

盐.....................适量
食用油............适量

制作方法

❶ 荷兰豆去蒂，洗净，放沸水中焯片刻，捞出。

❷ 锅中注油烧热，倒入蒜蓉，爆香。

❸ 加入荷兰豆，翻炒至入味，调入盐，炒匀即可。

eat!

这样吃：能增强机体免疫力、抗癌防癌。

蒜香蒸南瓜

原料

南瓜.................................400 克
蒜末.................................25 克
香菜.................................少许
葱花.................................少许

调料

盐.....................................2 克
鸡粉.................................2 克
生抽.................................4 毫升
食用油.............................适量

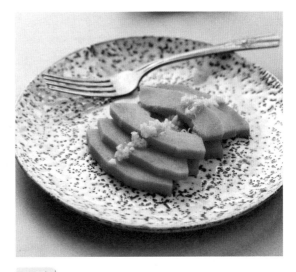

eat!

这样吃：起到排毒清肠、预防肠胃疾病的作用。

制作方法

❶ 去皮的南瓜切厚片，装盘；蒜末装碗，放全部调料，拌匀，调成味汁，浇在南瓜片上。

❷ 把处理好的南瓜放入烧开的蒸锅中，蒸至南瓜熟透，取出。

❸ 撒上葱花，放上香菜点缀，浇上热油即可。

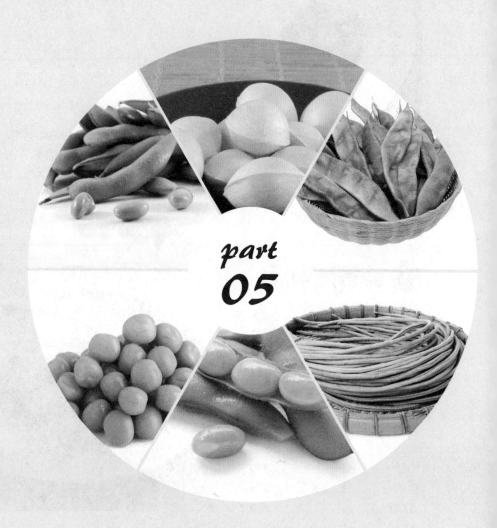

part
05

豆类蔬菜

豆类蔬菜主要包括扁豆、刀豆、豌豆、豇豆等，其优质蛋白、维生素、矿物质含量丰富，钙、磷、铁的含量较高。豆类不含胆固醇，所含的脂肪基本上是不饱和脂肪酸，是高血压、冠心病、高血脂、动脉硬化患者的理想食品，还具有重要的药用价值。

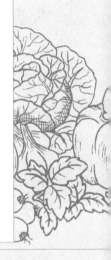

毛豆

别名：青毛豆、菜用大豆、春绿

Green soy bean

性味归经

性平，味甘，归脾、大肠经

小档案

毛豆是大豆作物中专门鲜食嫩荚的蔬菜用大豆，就是新鲜连荚的黄豆。毛豆是一年生的农作物，茎粗硬而有细毛，它的荚作扁平形，荚上也有细毛。

营养价值

含蛋白质、脂肪、糖、钙、磷、铁、胡萝卜素、维生素 B_1、维生素 B_2、尼克酸。

100g 热量约 **123** 大卡 calories

毛豆保存

◎**冰箱冷冻法：** 将毛豆用热水煮至五成熟，之后捞出用冷水浸泡，晾干之后用保鲜袋装好直接冷冻，可保存一周左右。

◎**油煸保存法：** 将毛豆子用油煸好，盛出来，拌点盐，冷了之后放袋，进冰箱冷冻室，这样可保存很久。

烹饪指南

◎毛豆可直接加盐煮着吃，味道鲜美，也可将剥好的豆与腊肉、辣椒、豆腐干等一同炒食，或加五香调料等制成干豆，可根据个人喜爱选择不同的食用方法。

如何选购

观外形 新鲜豆荚较硬实，每荚有 2～3 粒豆。荚形阔大、荚毛较白者为佳，豆仁越是饱满、挺实越好。

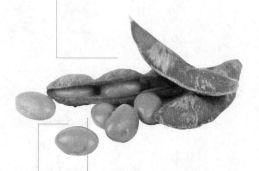

手掐 品质良好的毛豆上有半透明的种衣紧紧包裹（种子周围白色膜状物），用手掐有汁水流出。

看颜色 毛豆的颜色应是绿色或绿白色。

毛豆切法

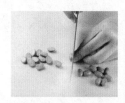

①洗净的毛豆，去皮，对半切开。

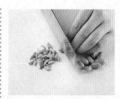

②洗净的毛豆，去皮，切碎。

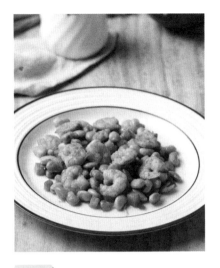

毛豆炒虾仁

原料

虾仁............ 150 克
鲜毛豆........200 克
胡萝卜丁........50 克
鸡蛋清............少许
葱末、姜末 ..各适量

调料

鸡精、盐、胡椒粉、料酒、水淀粉、食用油、干淀粉 .... 各适量

制作方法

❶ 将虾仁放入碗中，加葱末、姜末、盐、胡椒粉、料酒，拌匀腌一下。

❷ 将腌好的虾仁拌入蛋清及干淀粉。

❸ 锅内放油烧热，将毛豆速炒，放入虾仁、胡萝卜丁翻炒，加鸡精、盐、水淀粉、料酒，炒匀，装盘即可。

这样吃：具有健脾和胃、润燥消水的功效。

茭白肉丝炒毛豆

原料

茭白.....................................1 根
毛豆.................................100 克
猪肉.................................100 克

调料

生抽................................. 适量
干淀粉 .... 适量
盐 .... 适量

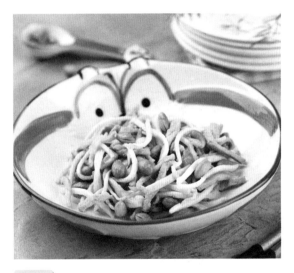

这样吃：起到健脾宽中、润燥消水的作用。

制作方法

❶ 茭白切丝；毛豆去皮；猪肉切成丝，加入生抽、干淀粉，拌匀，腌制片刻。

❷ 锅中注油烧热，放入猪肉丝，待肉变色，盛出。

❸ 锅内留底油，放入毛豆、茭白丝，翻炒，再加入盐、肉丝，炒至入味即可。

豇豆

别名：豆角、长豆角、长子豆

Cowpea

性味归经

性平，味甘，归脾、肠经

小档案

豇豆属于豆科植物豇豆的种子，原产于印度和缅甸，是世界上最古老的蔬菜作物之一，在中国主要产地为山西、山东、陕西等地。

营养价值

优质蛋白质，适量的碳水化合物及多种维生素、微量元素。

100g 热量约 **29** 大卡 calories

豇豆保存

◎**通风储存法：**买来的鲜豇豆应及时保鲜收藏，一般采用塑料袋密封保鲜，放在阴凉通风的地方保存。

◎**冰箱冷冻法：**如果想保存得更久一点，最好把豇豆洗干净以后用盐水焯烫并沥干水分，再放进冰箱中冷冻。

烹饪指南

◎豇豆既可作为蔬菜炒食，亦可腌制成酸豇豆，和肉末一起烹饪，开胃消食。

如何选购

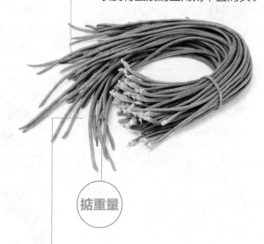

观外形 在选购豆角时，一般以豇豆粗细均匀、籽粒饱满的为佳，而有裂口、皮皱的、条过细无子、表皮有虫痕的豆角则不宜购买。

掂重量

看颜色 一般以色泽鲜艳、透明有光泽的为好，适宜购买。

豇豆切法

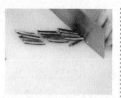

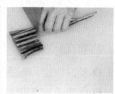

①豇豆整齐地斜放在砧板上，斜切去豇豆的头部，斜切成段。

②豇豆平放砧板上，尾部切除，将切成段的豇豆摆放整齐。

豇豆素烧茄子

原料	调料
茄子..........1 根	生抽.......5 毫升
豇豆...... 100 克	盐 .... 适量
大蒜.........10 克	食用油 ...... 适量

制作方法

❶ 茄子洗净切成长条；豇豆焯水后沥干水分。

❷ 锅中注油烧热，放入茄子条，炒软，再加入豇豆、生抽，煸炒。

❸ 调入盐，炒至入味，装碗即可。

eat !

这样吃：起到健脾和胃、补肾止带的作用。

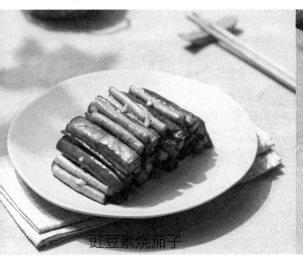
豇豆素烧茄子

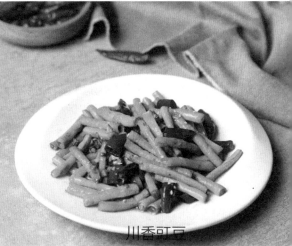
川香豇豆

 ## 川香豇豆

原料	调料
豆角.......350 克	盐 ....2 克
蒜末..........5 克	鸡粉...........3 克
干辣椒.......3 克	蚝油..........适量
花椒..........8 克	食用油 ...... 适量

制作方法

❶ 将洗净的豆角切成段。

❷ 用油起锅，倒入蒜末、花椒、干辣椒，爆香，加入豆角、水，翻炒至熟。

❸ 加入盐、蚝油、鸡粉，翻炒至入味，将炒好的豆角盛出装盘。

eat !

这样吃：可帮助消化，增进食欲。

四季豆

别名：芸豆、豆角、菜豆、白饭豆

Green bean

夏季

（4月~6月）

1 2 3 4 5 6 7 8 9 10 11 12

性味归经

性甘、淡、微温，归脾、胃经

小档案

在浙江衢州叫作清明豆，在中国北方叫豆角等，是餐桌上的常见蔬菜之一。

营养价值

含维生素A和维生素C、蛋白质、碳水化合物、脂肪、钙、磷、铁、钾等。

100g 热量约 **28** 大卡 calories

四季豆保存

◎四季豆如果存放在常温状态下，就不能储存很久，为了更好地保存，四季豆通常直接用塑料袋装好，放入冰箱冷藏，就能保存5~7天。

烹饪指南

◎烹调前应将豆筋摘除，否则既影响口感，又不易消化。

如何选购

观外形 购买四季豆时，可根据外形来判断其品质优劣。选购四季豆时，应挑选豆荚饱满、表皮光洁无虫痕，具有弹性者。

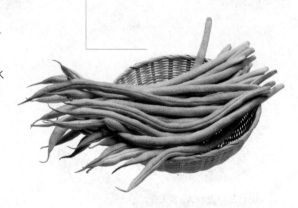

四季豆切法

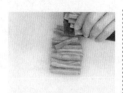

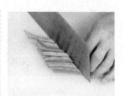

①将四季豆平放在砧板上，尾部切除，将切成段的四季豆摆放整齐。

②四季豆整齐地斜放在砧板上，斜切去四季豆的头部，斜切成条即可。

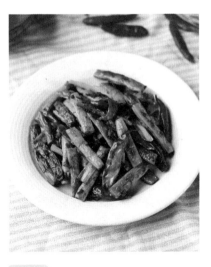

干煸四季豆

原料

四季豆	.........300 克
干辣椒	...........3 克
蒜末	...............少许
葱白	...............少许

调料

盐	...................3 克
味精	...............3 克
生抽、豆瓣酱、料酒、
食用油	........各适量

制 作 方 法

❶ 四季豆洗净切段。

❷ 热锅注油，烧至四成热，倒入四季豆，滑油片刻捞出。

❸ 锅底留油，倒入蒜末、葱白、干辣椒，爆香，放入四季豆、盐、味精、生抽、豆瓣酱、料酒，翻炒至入味，盛出装盘即可。

这样吃：可提高皮肤的新陈代谢，促进机体排毒。

虾酱四季豆

原料

四季豆	...........................100 克
鸡蛋	....1 个
肉末	...................................40 克
香菜碎	.... 少许

调料

虾酱	...................................15 克
生抽	.... 2 毫升
盐	.... 适量
食用油	.... 适量

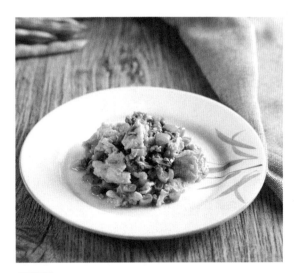

这样吃：可提高皮肤的新陈代谢，促进机体排毒。

制 作 方 法

❶ 四季豆去除两边的头和老丝，洗净切成小丁。

❷ 热锅注油，倒入拌好的鸡蛋液，煎成块，盛出。

❸ 锅中注油，放入肉末、四季豆，炒至熟，加入鸡蛋、虾酱、生抽、盐，炒至入味，装碗，点缀上香菜碎即可。

豌豆

别名：荷兰豆、回回豆、雪豆、寒豆

Pea

秋季

（7月～9月）

1 2 3 4 5 6 7 8 9 10 11 12

性味归经

性平，味甘，归脾、胃经

小档案

豌豆又叫胡豆，它的苗弯弯曲曲，因此叫豌（与"弯"谐音）豆。起源于亚洲西部和地中海地区。

营养价值

含有蛋白质、脂肪、碳水化合物、纤维、糖、钙、铁、镁、磷、钾、维生素A、B族维生素。

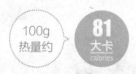

100g
热量约

81
大卡
calories

豌豆保存

◎**冰箱冷藏法：**买的青豌豆不要洗，直接放冰箱冷藏。

◎**冰箱冷冻法：**如果是剥出来的豌豆粒，就适于冷冻，最好在一个月内吃完。

烹饪指南

◎豌豆生食容易造成腹泻，所以烹制豌豆最好将其煮熟。

如何选购

观外形　荚果扁圆形表示其正值最佳的成熟度。豌豆上市的早期要买饱满的，后期要买偏嫩的。

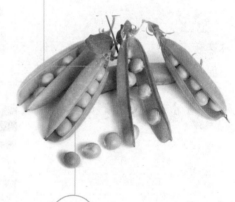

手捏　手握一把时咔嚓作响表示新鲜程度高。

豌豆切法

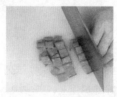

①洗净的豌豆，去头，切成丁。

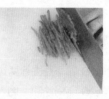

②洗净的豌豆，去头，切成丝。

玉米笋豌豆沙拉

原料

玉米笋.....40克
豌豆.........80克
南瓜.........35克
洋葱丝.....15克
葱圈.........少许

调料

生抽.......5毫升
陈醋.......8毫升
盐 ....适量
橄榄油 ......适量

制作方法

❶ 洗净的玉米笋，对半切开；洗净去皮的南瓜，切成块。

❷ 锅中注水烧开，倒入玉米笋、豌豆、南瓜，分别焯水至熟软，捞出，沥干水分。

❸ 装碗，加入生抽、陈醋、盐、橄榄油，拌至入味即可。

eat!

这样吃：能促进排便，保持大肠内的清洁。

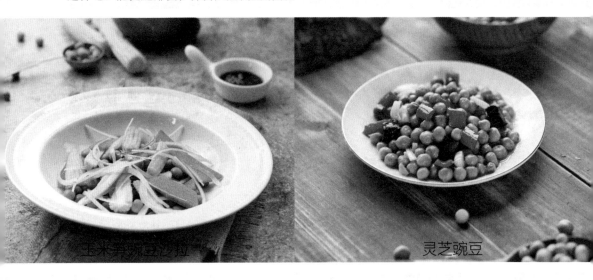

玉米笋豌豆沙拉　　　　　　灵芝豌豆

灵芝豌豆

原料

豌豆.......120克
彩椒丁 15克
灵芝.........少许
姜片.........少许
葱白.........少许

调料

盐 2克
鸡粉...........2克
白糖...........2克
水淀粉 .10毫升
胡椒粉、食用油
............各适量

制作方法

❶ 锅中注水烧开，倒入洗净的豌豆、灵芝，拌匀，加入盐，煮约半分钟，捞出，沥干水分。

❷ 取碗，加入盐、白糖、水淀粉、胡椒粉，制成味汁。

❸ 用油起锅，倒入姜片、葱白，爆香，放入彩椒丁，炒匀，倒入焯过水的材料，炒匀，加入味汁，炒匀，盛出炒好的菜肴即可。

eat!

这样吃：能促进排便，保持大肠内的清洁。

蚕豆

别名：胡豆、佛豆、罗汉豆

Broad bean

性味归经

性平，味甘，归脾、胃经

小档案

蚕豆起源于西南亚和北非，相传由西汉张骞自西域引入中国。蚕豆含8种必需氨基酸，碳水化合物含量47%～60%，营养价值丰富。

营养价值

含钙、锌、锰、磷脂、胆石碱、钙、蛋白质、维生素C。

100g
热量约

338
大卡
calories

蚕豆保存

◎**冰箱冷冻法：**把蚕豆皮剥开，将豆粒不经清洗直接放进袋子里，密封好以后，平铺整齐，不要和其他豆子放在一起。放入冰箱的冷冻室里，直接冷冻就行了。

◎**容器储存法：**将两三瓣大蒜放入装有蚕豆的容器或口袋中，可使其2～3年不被虫蛀。

烹饪指南

◎蚕豆的食用方法很多，可煮、炒、油炸，也可浸泡后剥去种皮做炒菜或汤。

如何选购

观外形 品质良好的蚕豆呈扁平状，有一点点向内凹陷；除了扁圆之外，在挑选时还应看蚕豆是否饱满而圆，越饱满越好。

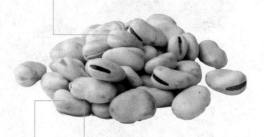

闻气味 要留意蚕豆是否带有异味，商家可能利用防腐剂保鲜，产生轻微的异味。

看颜色 蚕豆的颜色为翠绿色，颜色越新鲜越好。

蚕豆切法

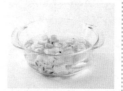

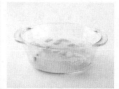

①蚕豆用淡盐水浸泡15～20分钟，再用清水冲洗即可。

②蚕豆放盛有水的容器中，在水中放入面粉，冲洗直到无浑浊。

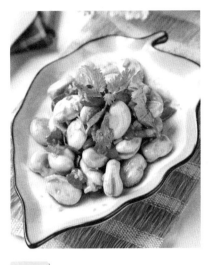

枸杞拌蚕豆

原 料	调 料
蚕豆............400 克	盐 ....1 克
枸杞.............20 克	生抽.............5 毫升
香菜.............10 克	陈醋.............5 毫升
蒜末.............10 克	辣椒油...........适量

制 作 方 法

❶ 锅内注水，加入盐、蚕豆、枸杞，拌匀，加盖，续煮 30 分钟至熟软，捞出，装碗。

❷ 另起锅，倒入辣椒油、蒜末、爆香，加入生抽、陈醋，拌匀，制成酱汁。

❸ 将酱汁倒入蚕豆和枸杞中，拌匀，将拌好的菜肴装在盘中，撒上香菜点缀即可。

这样吃：起到增强记忆、健脑的作用。

茴香蚕豆

原 料

蚕豆................................120 克

调 料

茴香....................................8 克

孜然....................................5 克

莳萝....................................2 克

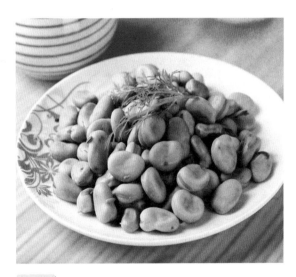

eat!

这样吃：具有补中益气、健脾益胃的功效。

制 作 方 法

❶ 鲜蚕豆焯水，煮熟。

❷ 茴香剁细。

❸ 热油下锅同炒，加入孜然起锅就好，装碗，点缀上莳萝即可。

扁豆

别名：小刀豆、南豆、南扁豆、藕豆

Lentil

性味归经

味甘，性温，归脾、胃经

小档案

一年生草本植物，茎蔓生，小叶披针形，花白色或紫色，荚果长椭圆形，扁平，微弯。种子白色或紫黑色。

营养价值

含蛋白质、脂肪、糖类、钙、磷、铁及膳食纤维、B族维生素、维生素A、维生素C和氰苷、酪氨酸酶等。

100g
热量约

338
大卡
calories

扁豆保存

◎**冰箱冷藏法：**将扁豆装入保鲜袋，挤掉空气，扎好，再放入冰箱冷藏室保存。

◎**焯烫储存法：**用开水煮一下，煮到大概八分熟的时候捞出，等完全冷却后，用保鲜袋装好放入冰箱。

烹饪指南

◎将扁豆浸泡在清水中，水中可以放少量的食盐，浸泡10~15分钟之后捞出，去掉荚茎，用清水清洗干净。

如何选购

观外形 青荚种以及青荚红边种都以嫩荚吃口更好，不可购买鼓粒的。质量好的扁豆个体肥大，荚长10厘米左右，皮色鲜嫩，无虫无伤。

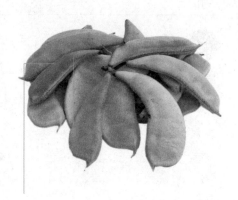

扁豆切法

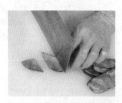

①洗净的扁豆斜放在砧板上，斜切去扁豆的头部，斜切块即可。

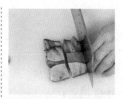

②扁豆整齐地斜放在砧板上，斜切去扁豆的头部，斜切成段。

白扁豆莲子龙骨汤

原料

排骨...... 100 克
白扁豆.....20 克
莲子........10 克
红枣.........15 克

调料

盐............适量

制作方法

❶ 白扁豆、莲子用清水浸泡半小时，红枣洗净。

❷ 猪骨洗净，猪骨冷水下锅，水沸后，捞出洗去浮沫。

❸ 将龙骨放入砂锅中，注水，放入泡好白扁豆、莲子、红枣，煲2小时左右，加入盐调味即可。

eat!

这样吃：起到健脾和中、消暑化湿的作用。

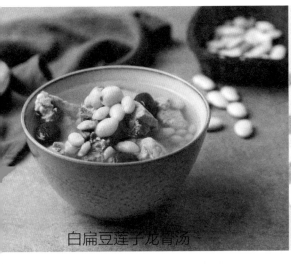

白扁豆莲子龙骨汤

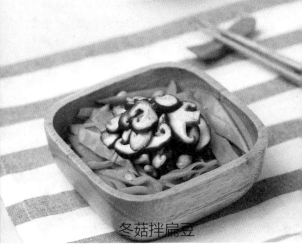

冬菇拌扁豆

冬菇拌扁豆

原料

鲜香菇.....60 克
扁豆...... 100 克

调料

盐............4 克
鸡粉..........4 克
芝麻油...4 毫升
白醋..........适量
食用油......适量

制作方法

❶ 锅中注水烧开，加入盐、食用油、扁豆，搅匀，煮半分钟，捞出，沥干水分，晾凉；将洗净的香菇倒入沸水锅中，搅匀，煮半分钟，捞出，沥干水分，晾凉。

❷ 把放凉的香菇切条；扁豆切长条。

❸ 把香菇装碗，加入盐、鸡粉、芝麻油，拌匀，把扁豆装碗，加入盐、鸡粉、白醋、芝麻油，拌匀，装盘，再放上香菇即可。

eat!

这样吃：可促进肠壁蠕动，有预防便秘的功效。

刀豆

别名：刀豆角、葛豆、挟剑豆、野刀板藤

Sword bean

性味归经

性温，味甘，归胃、肾经

小档案

刀豆的形状像刀，所以取名刀豆。原产于美洲热带地区，西印度群岛。叶子像豇豆的叶子，豆荚长接近一尺，外观像皂荚。

营养价值

含蛋白质、淀粉、可溶性糖、类植物、纤维、刀豆氨酸、刀豆四氨、刀豆球蛋白A和凝集素等。

100g
热量约

36
大卡
calories

刀豆保存

◎**冰箱冷藏法：** 刀豆用保鲜袋装好放入冰箱中，可保存10天左右。

◎**盐腌储存法：** 将刀豆用盐腌过之后，放在通风阴凉的地方晾干，也可直接放在太阳下晒干，之后再用袋装好，放入冰箱的冷藏室，可保存很久。

烹饪指南

◎刀豆种子几粒，煨烂，酒送服，一天2次，可缓解肾虚腰痛症。

如何选购

观外形 挑选刀子形完整、无病斑、无虫孔的刀豆为佳。

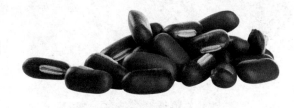

刀豆切法

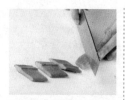

①将刀豆平放在砧板上，尾部切除，再把切成块的刀豆摆放整齐即可。

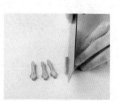

②把刀豆整齐地斜放在砧板上，斜切去刀豆的头部，斜切成片即可。

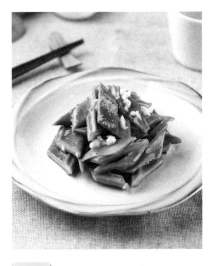

这样吃：可起到温中下气、利肠胃的作用。

小炒刀豆

原料		调料	
刀豆	85克	鸡粉	少许
胡萝卜	65克	白糖	少许
豆瓣酱	15克	水淀粉	适量
蒜末	少许	食用油	适量

制作方法

❶ 去皮洗净的胡萝卜切菱形片；洗好的刀豆斜刀切段。

❷ 用油起锅，撒上蒜末，爆香，放入豆瓣酱，炒香，加入刀豆、胡萝卜、水，炒至熟软。

❸ 加入鸡粉、白糖、水淀粉，炒至入味，盛出炒好的菜肴，装盘即可。

豆豉刀豆肉片

原料

刀豆	100克
甜椒	15克
干辣椒	5克
五花肉	300克
豆豉	10克
蒜末	少许

调料

料酒	8毫升
盐、鸡粉	各2克
生抽	5毫升
食用油	适量

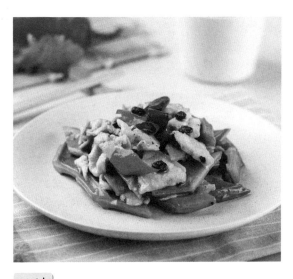

这样吃：具有温中下气、益肾补元的功效。

制作方法

❶ 洗净的五花肉切片；洗净的甜椒去籽，切块；摘洗好刀豆切块。

❷ 热锅注油，倒入猪肉、料酒，翻炒，加入干辣椒、蒜末、豆豉、生抽、红椒、刀豆，翻炒片刻。

❸ 放入水、盐、鸡粉、料酒，炒至熟，将炒好的菜盛出装盘即可。

芸豆

别名: 菜豆、玉豆、去豆

Kidney bean

性味归经

性温，味甘，归胃、大肠经

小档案

芸豆开花多结荚少，营养丰富，蛋白质含量高，既是蔬菜又是粮食，还可做糕点和豆馅，是出口创汇的重要农副产品。

营养价值

含蛋白质、脂肪、碳水化合物、钙及丰富的 B 族维生素，鲜豆还含丰富的维生素C。

100g
热量约

25
大卡
calories

芸豆保存

◎**通风储存法：** 芸豆宜储存于阴凉、干燥处。

◎**冰箱冷藏法：** 可直接将芸豆装在密封的容器里，放入冰箱的冷藏室保存。

烹饪指南

◎芸豆既是蔬菜又是粮食，还可做糕点和豆馅。

如何选购

观外形 颗粒饱满且整齐均匀，无破瓣，无缺损，无虫害，无霉变，无挂丝的为好豆。

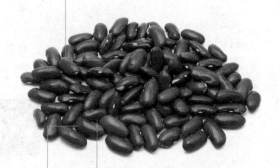

闻气味 优质芸豆具有正常的香气和口味，有酸味或霉味的芸豆质量较次。

看颜色 鲜艳有光泽的是好豆；若色泽暗淡，无光泽，则为劣质豆。

芸豆切法

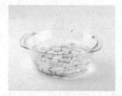

①芸豆剔除老茎，放盐水浸泡 15 分钟，捞出用流水洗净，沥干。

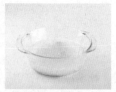

②芸豆放容器中，放淘米水，浸泡 20 分钟，捞出用流水冲洗。

陈皮蜜渍芸豆圣女果

原料

芸豆.........80 克
圣女果 .. 100 克
陈皮.........15 克

调料

冰糖.........10 克
蜂蜜...........5 克

制作方法

❶ 芸豆洗净后，在凉水里浸泡 24 小时。

❷ 砂锅中注水，倒入芸豆、陈皮煮开，转小煮 40 分钟，再放入圣女果、冰糖续煮 20 分钟，至芸豆绵软。

❸ 取出来放凉即可，加一勺蜂蜜，拌匀，盛入碗中。

eat！

这样吃：具有温中下气、益肾补元的功效。

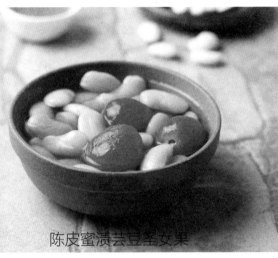

陈皮蜜渍芸豆圣女果

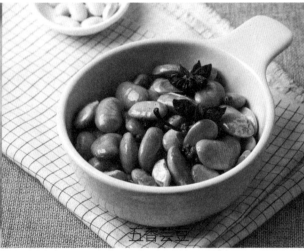

五香芸豆

五香芸豆

原料

水发芸豆100 克
花椒..........8 克
八角..........少许
葱段..........少许
姜片..........少许

调料

白糖...........4 克
盐..............2 克

制作方法

❶ 砂锅中注水烧热，倒入芸豆、八角、花椒、姜片、葱段，盖上锅盖，煮 20 分钟至食材熟透。

❷ 揭开锅盖，再加入白糖、盐，搅拌至食材入味。

❸ 将煮好的芸豆盛出，装入碗中，拣去姜片、葱段即可。

eat！

这样吃：起到健脾壮肾、增强食欲的作用。

豆芽

别名：豆芽菜、大豆芽、银芽、银针

Bean sprout

性味归经

性寒，味甘，归心、胃经

小档案

传统的豆芽是指黄豆芽，后来市场上逐渐开发出绿豆芽、黑豆芽，豌豆芽、蚕豆芽等新品种。

营养价值

含有蛋白质、纤维素、钙、磷、铁、B族维生素、尼克酸。

100g
热量约

19
大卡
calories

保存

◎ **冰箱冷藏法：** 放塑料袋内，置于冰箱内冷藏。

◎ **焯烫储存法：** 可以把豆芽用开水烫一下，然后泡在凉水里，一天换一次水，能保存一个星期。

◎ **密封储存法：** 把豆芽用清水洗净，放入开水中焯1～2分钟后捞起，这样更能保住水分。

烹饪指南

◎ 烹调豆芽切不可加碱，要加少量食醋，这样才能保持维生素 B_2 不减少。

如何选购

观外形 新鲜豆芽茎白、根小，芽身挺直，长短合适，芽脚不软，无烂根、烂尖现象。

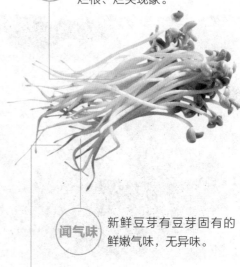

闻气味 新鲜豆芽有豆芽固有的鲜嫩气味，无异味。

摸软硬 新鲜豆芽脆嫩，且不容易折断。

切法

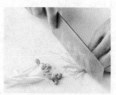

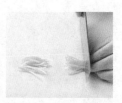

①洗净的豆芽，除去根须即可。

②洗净豆芽，切成相同大小的段。

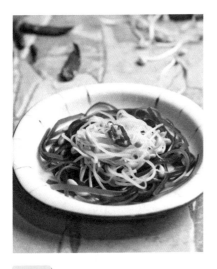

黄豆芽拌海带

原料

黄豆芽 .... 120 克
海带:........... 300 克
胡萝卜 .... 50 克
蒜末、葱花 .. 各少许

调料

盐 .... 5 克
鸡粉 .... 2 克
白糖 .... 3 克
生抽 .... 2 毫升
陈醋 .... 3 毫升
芝麻油 .... 2 毫升
食用油 .... 适量

制作方法

❶ 洗净的海带切丝；洗净的胡萝卜去皮切丝。

❷ 锅中注水烧开，放入食用油、盐、胡萝卜、黄豆芽，拌匀，煮半分钟，下入海带，煮 1 分钟至熟，捞出。

❸ 装碗，加入盐、鸡粉、白糖、生抽、陈醋、蒜末、葱花、芝麻油，拌匀，盛出装盘即可。

这样吃：具有清热利湿、消肿除痹的功效。

小白菜炒黄豆芽

原料

小白菜 120 克
黄豆芽 .... 70 克
红椒 .... 25 克
蒜末、葱段 .... 各少许

调料

盐 .... 2 克
鸡粉 .... 2 克
水淀粉 .... 适量
食用油 .... 适量

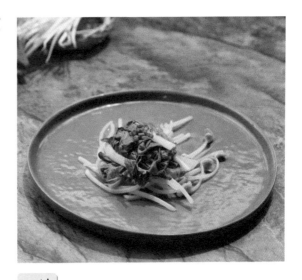

eat！

这样吃：含有丰富的维生素 C，可以治疗坏血病。

制作方法

❶ 洗净的小白菜切段；洗好的红椒去籽，切丝。

❷ 用油起锅，放入蒜末，爆香，倒入黄豆芽、小白菜、红椒，炒至熟软。

❸ 加入盐、鸡粉、葱段、水淀粉，炒香，盛出，装盘即可。

豌豆苗

别名：豆苗、安豆苗、寒豆苗

pea seedlings

盛 产 期

全年

（1月～12月）

1	2	3	4	5	6	7	8	9	10	11	12

性味归经

性平，味甘，归脾、胃经

小档案

豌豆苗是刚从种子萌芽而生长的整盘，或割下捆把销售的带种子或不带种子的豌豆初生芽。它采用无土栽培。豌豆苗茎叶柔嫩，味美可口。

营养价值

含钙、B族维生素、维生素C和胡萝卜素、抗坏血酸、核黄素等。

100g
热量约

34
大卡
calories

保存

◎因豌豆苗叶子含有较多水分，故不宜保存，建议现买现食，必要时可控干表面水分，放入打洞的保鲜袋，存入冰箱冷藏。

烹饪指南

◎豌豆苗最好是用大火快炒，并放点醋，以保持豆芽的脆嫩，同时还可以减少维生素C的流失。

如何选购

观外形 购买豌豆苗时最好挑选大叶茎直、新鲜肥嫩的品种。

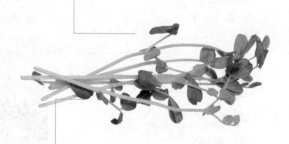

看颜色 以叶身幼嫩，叶色青绿，呈小巧形状为优。

切法

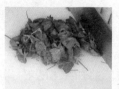

①将洗净的豌豆苗切成段。

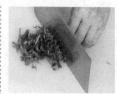

②把洗净的豌豆苗切成碎。

豌豆苗拌香干

原料

豌豆苗.....90克
香干 150克
彩椒........40克
蒜末.........少许

调料

盐 3克
鸡粉...........3克
生抽.......4毫升
芝麻油...2毫升
食用油......适量

制 作 方 法

❶ 香干切成条；洗好的彩椒切成条。

❷ 锅中注水烧开，加入食用油、盐、鸡粉、香干、彩椒，拌匀，煮半分钟，再放入香干、彩椒，拌匀，煮半分钟，捞出，沥干水分。

❸ 将焯煮好的食材装碗，加入蒜末、生抽、鸡粉、盐、芝麻油，拌匀，盛出，装盘即可。

eat!

这样吃：能修复晒黑的肌肤，使肌肤清爽不油腻。

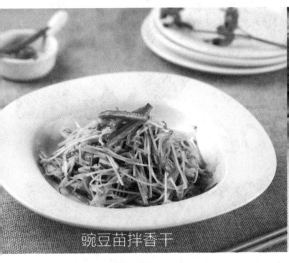

豌豆苗拌香干

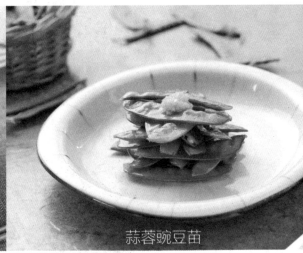

蒜蓉豌豆苗

蒜蓉豌豆苗

原料

豌豆苗...200克
蒜末..........适量

调料

盐 2克
鸡粉...........2克
食用油......适量

制 作 方 法

❶ 锅中注食用油烧热，倒入蒜末，爆香。

❷ 放入洗净的豌豆苗，翻炒匀。

❸ 加入盐、鸡粉，炒匀调味，将炒好的豌豆苗盛出，装盘即可。

eat!

这样吃：起到利尿、止泻、消肿的作用。

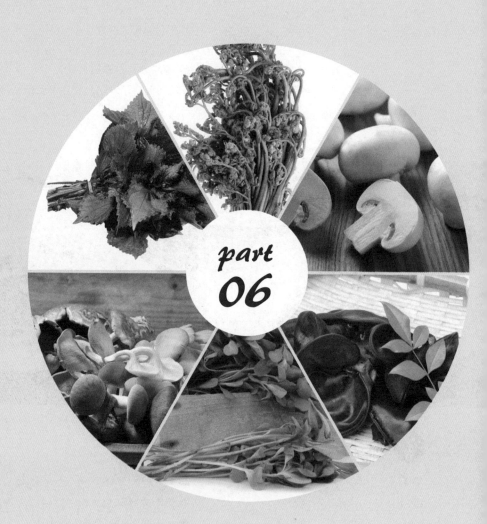

part
06

菌菇类蔬菜
和野菜

野菜不仅能够丰富餐桌，也是防病治病的良药。野菜不仅含人体所必需的蛋白质、脂肪、碳水化合物、维生素、矿物质等营养成分，而且植物纤维更为丰富。菌菇类食品不仅味道鲜美，而且营养丰富，所含的蛋白质、脂肪和多种维生素及矿物质都是人体健康必不可少的。

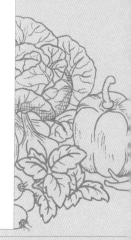

蕨菜

别名：拳头菜、猫爪、龙头菜

Fiddlehead

性味归经

性寒，味微苦而甘，归肝、胃、脾、大肠经

小档案

蕨菜野生在林间、山野、松林内，是无污染的绿色野菜，又名蕨儿菜，它的根茎粗壮、肥大，叶柄挺而直立，一般高达60厘米左右。

营养价值

含蛋白质、脂肪、碳水化合物、膳食纤维、钙、磷、铁、胡萝卜素、维生素。

100g
热量约

39
大卡
calories

蕨菜保存

◎**冰箱冷藏法：**可以先把水烧开后，将蕨菜放入其中，烫2～3分钟。注意烫透心，以蕨菜卷而不断为宜。

◎**净水储存法：**新鲜的蕨菜用水泡着，切记隔天更换水。

◎**晒干储存法：**可以晒干，做成干蕨菜，需要时用温水泡开就可以了。

烹饪指南

◎蕨菜可鲜食或晒干菜，制作时用沸水烫后晒干即成。吃时用温水泡发，再烹制各种美味菜肴。

如何选购

观外形 挑选蕨菜时要选绿色部分多一些的，这样的比较嫩。如果大都变成紫色，则比较老了。

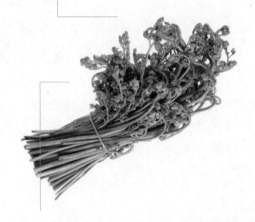

蕨菜切法

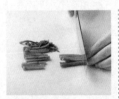

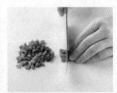

①洗净的蕨菜，切成相同大小的段。

②洗净的蕨菜，切碎。

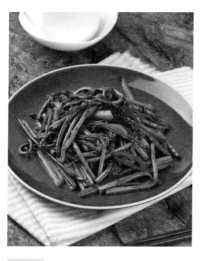

这样吃：起到补脾益气、强健机体的作用。

辣炒蕨菜

原　料		调　料	
蕨菜	300 克	盐	5 克
干辣椒碎	5 克	味精	适量
红椒	适量	蚝油	适量
		水淀粉	适量

制作方法

❶ 洗净的红椒，切成圈。

❷ 锅置旺火，注油烧热，倒入蕨菜炒匀，加入盐、味精、蚝油炒片刻。

❸ 放入干辣椒碎、红椒圈、水淀粉，炒匀，盛入盘内即可。

肉末蕨菜

原　料

五花肉	100 克
蕨菜	50 克
红椒	20 克
蒜末	少许
姜片	少许

调　料

盐	适量
味精	适量
水淀粉	适量
老抽	适量

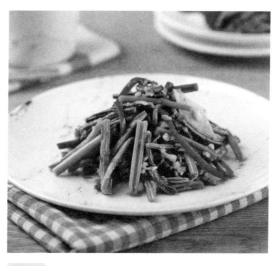

这样吃：具有清热解毒、利湿、滑肠的功效。

制作方法

❶ 把洗净的蕨菜切小段；红椒切丁；洗净的五花肉剁成肉末。

❷ 锅中注水烧开，加入盐、蕨菜，煮沸后捞出。

❸ 用油起锅，倒入肉末翻炒至熟，倒入姜片、蒜末、老抽、料酒，炒匀，放入蕨菜、红椒丁、盐、味精、水淀粉、熟油，拌匀，出锅装盘即可。

马齿苋

别名：马苋、马齿菜、马生菜、长命菜

Purslane

性味归经

性寒，味甘、酸，归心、肝、脾、大肠经

小档案

马齿苋生于田野路边及庭园废墟等向阳处，国内各地均有分布，为药、食两用植物。

营养价值

含有蛋白质、脂肪、碳水化合物、膳食纤维、钙、磷、铁、铜、胡萝卜素、尼克酸及多种维生素等。

100g
热量约

27
大卡
calories

保存

◎**冰箱冷藏法：**直接将买回来的新鲜的马齿苋装在保鲜袋中，放入冰箱冷藏，可保存3～4天。

◎**密封储存法：**焯好后捞出，摊开晒干或烘干至水分全无，再密封收起来以免受潮，也可以存放较长时间。

烹饪指南

◎马齿苋作为营养丰富的野菜，既可作为鲜食蔬菜炒食，也可以制作成干菜，别有一番风味。

如何选购

观外形 现在以株小、质嫩为宜。

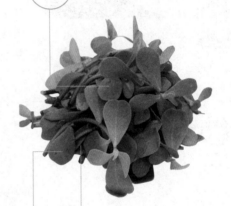

闻气味 选购马齿苋以气味微酸而带黏性者为佳。

看颜色 马齿苋叶多青绿色，所以选择颜色翠绿为最佳。

马齿苋切法

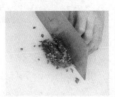

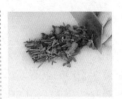

①洗净的马齿苋，再切碎。

②洗净的马齿苋，切成大小相同的段。

马齿苋槟榔粥

原料

大米.........80 克
马齿苋.....50 克
槟榔..........1 个

调料

盐 ....2 克
鸡粉..........2 克

制作方法

❶ 把洗净的马齿苋切成段；洗净的槟榔对半切开。

❷ 砂锅中注水烧开，倒入洗好的大米，拌匀，炖至大米熟软。

❸ 加入马齿苋、槟榔，煮至入味即可。

eat！

这样吃：起到清热利湿、止痢消炎的作用。

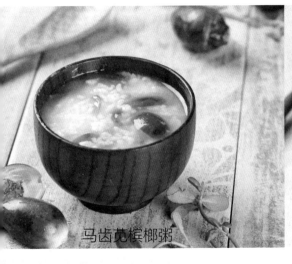

马齿苋槟榔粥

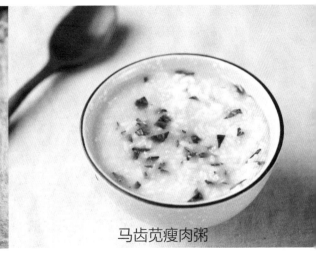

马齿苋瘦肉粥

马齿苋瘦肉粥

原料

马齿苋.....40 克
瘦肉末.....70 克
水发大米100 克

调料

盐 ....2 克
鸡粉..........2 克

制作方法

❶ 洗好的马齿苋切碎。

❷ 砂锅中注水烧开，倒入洗好的大米，拌匀，炖至大米熟软。

❸ 倒入瘦肉末，搅匀，煮沸，放入马齿苋、盐、鸡粉，搅匀，煮片刻，盛出，装碗即可。

eat！

这样吃：具有延缓衰老、防止心血管疾病的作用。

鱼腥草

别名：折耳根、岑草、蕺、紫蕺、野花麦

Houttuynia cordata

性味归经
性微寒，味苦，归肺、膀胱、大肠经

小档案
鱼腥草为三白草科植物蕺菜的带根全草，是一种具有腥味的草本植物，产于我国长江流域以南各省。

营养价值
含碳水化合物、膳食纤维、维生素A、胡萝卜素、维生素C、钙、磷、钾、钠等。

100g
热量约

0
大卡
calories

保存
◎**冰箱冷藏法：** 新鲜鱼腥草以塑料袋包裹，置于冰箱冷藏室中存放。
◎**容器储存法：** 干品则以密封容器包装好，置于阴凉处存放。

烹饪指南
◎烹饪鱼腥草时，可放些醋，酸味能够将鱼腥草的腥味压住，让人产生食欲，并凸显出鱼腥草的药草香味。

如何选购

观外形 选购时以叶多、有花穗者为佳。

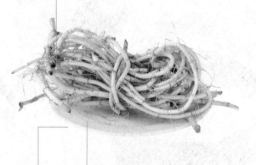

闻气味 搓碎有鱼腥气，味微涩，以鱼腥气浓者为佳。

看颜色 新鲜的鱼腥草叶色绿，如有泛红或微黄的情况，则说明太老，不宜选购。

鱼腥草切法

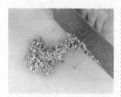
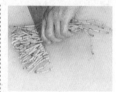

①洗净的鱼腥草，再切碎。

②洗净的鱼腥草，切成相同大小的段。

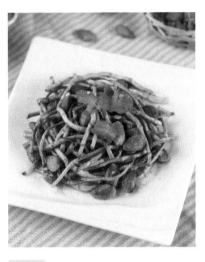

腐乳凉拌鱼腥草

原料

巴旦木仁........20 克
鱼腥草 ....50 克
腐乳..............8 克
香菜叶 ....适量

调料

白糖................2 克
芝麻油..........5 毫升
陈醋............5 毫升
红油................适量

制作方法

❶ 用勺子将腐乳碾碎，加入红油，拌匀。

❷ 取碗，放入鱼腥草、腐乳、陈醋、白糖、芝麻油、红油、巴旦木仁，拌匀。

❸ 取盘子，将拌好的食材装盘，放上巴旦木仁，点缀上香菜叶即可。

这样吃：起到清热解毒、消肿排脓的作用。

酸辣鱼腥草

原料

鱼腥草 ....150 克
红小米椒..........................25 克
蒜末.................................. 少许

调料

盐.................................2 克
白糖................................2 克
鸡粉................................. 少许
生抽................................ 4 毫升
白醋................................ 6 毫升
辣椒油 .... 适量

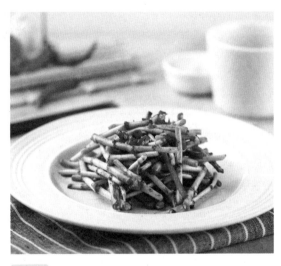

这样吃：具有消炎、抗病毒的功效。

制作方法

❶ 将洗净的红小米椒切末。

❷ 取碗，倒入鱼腥草、红小米椒、蒜末、盐、白糖、白醋、生抽、鸡粉、辣椒油，拌至食材入味。

❸ 将拌好的菜肴盛入盘中，摆好盘即可。

香椿

别名：香椿芽、香椿头、香椿尖、椿叶

Cedrela sinensis

性味归经

性平，味苦、涩，归肝、胃、肾经

小档案

香椿被称为"树上蔬菜"，是香椿树的嫩芽。每年春季谷雨前后，香椿发的嫩芽可做成各种菜肴。

营养价值

含大量蛋白质、糖类、B族维生素、维生素C、胡萝卜素以及大量挥发油和磷、铁等矿物质。

100g
热量约

47
大卡
calories

保存

◎**冰箱冷冻法：**将刚采摘下来的新鲜香椿芽用保鲜膜封起来，然后，放到冰箱冷冻室里冷冻起来，不必担心香椿芽会被冻坏。

◎**食盐储存法：**如果想长期保存，可以用开水略烫一下，用细盐搓一搓，装在小塑料袋内，入冰箱冷冻室内，随取随用，终年可食。

烹饪指南

◎做菜前，将洗净的香椿用开水略焯一下，香椿就会浓香四溢，又脆又嫩，再用来拌豆腐、炒鸡蛋，味道就更加鲜美。

如何选购

观外形　以短壮肥嫩，无老枝叶，长度在10厘米以内的为佳。

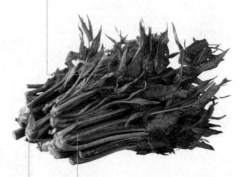

闻气味　香椿叶的味道浓厚，购买时以香味浓郁的为佳。

看颜色　叶呈红色或翠绿色为最佳。

切法

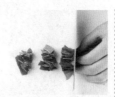
①洗净的香椿，切成大小相同的段。

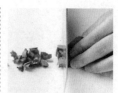
②洗净的香椿，切碎。

香椿蛋碎包子

原料

香椿........50 克
鸡蛋..........2 个

调料

酱油..........适量
花生油......适量
料酒..........适量
盐.............适量

制作方法

❶ 将鸡蛋打散，加适量盐；将香椿洗净切碎。

❷ 将油倒入锅中，倒入香椿炒到七分熟，倒入鸡蛋液一起炒，同时加入酱油、料酒，蛋炒至七分熟即起锅。

❸ 香椿蛋包进面团中，包好所有包子后，大锅里烧水，准备蒸包子，蒸 15 分钟即可。

eat！

这样吃：具有清热利湿、利尿解毒的功效。

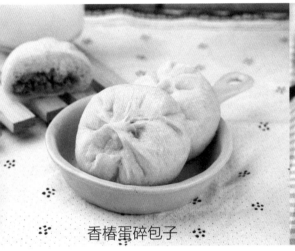

香椿蛋碎包子

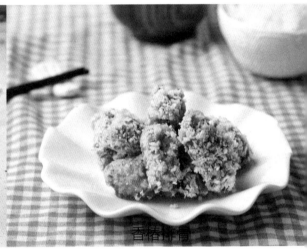

香椿排骨

 ## 香椿排骨

原料

排骨.......250 克
香椿..........少许

调料

料酒..........适量
生粉..........适量
盐.............适量
食用油......适量

制作方法

❶ 把排骨洗净，放上切好的香椿、料酒、盐，腌制入味。

❷ 裹上生粉，捏一下。

❸ 放到锅里小火炸，把颜色炸至金黄色即可。

eat！

这样吃：起到清热解毒、健脾益胃的作用。

藜蒿

别名：蒌蒿、芦蒿、水蒿、柳叶蒿、驴蒿

Artemisia selengensis

性味归经

性凉，味甘、苦，归脾、胃经

小档案

又名芦蒿、蒌蒿，耐阴性的多年生草本植物，植株具清香气味，以鲜嫩茎杆供食用，清香、鲜美，脆嫩爽口，营养丰富。

营养价值

含蛋白质、钙、铁、胡萝卜素，并含有丰富的微量元素和酸性洗涤纤维等。

100g
热量约

56
大卡
calories

保存

◎**冰箱冷藏法：**把叶子和根摘掉，然后有保鲜袋密封放在冰箱保鲜层。

◎**容器储存法：**将容器洗净沥干，一层食盐一层藜蒿，层层压紧，食盐下层少上层多，顶层加盖2厘米厚盖面盐，其上用保鲜膜密封。此法可保存6~12个月。

◎**盐水浸泡法：**可采用盐水浸泡嫩茎，食用前置清水中漂洗，脱盐后再烹饪。

烹饪指南

◎藜蒿可凉拌或炒食。嫩茎及叶作菜蔬或腌制酱菜。

如何选购

观外形

挑选色泽均匀、形体完整的藜蒿。茎秆只有毛衣针粗细的为最佳，太粗或太细的口感都差一些。

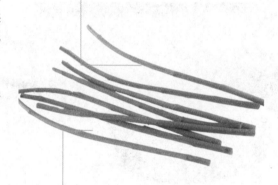

摸软硬

判断藜蒿老还是嫩，只需用手指轻轻一折，能很容易脆生生地被折断或掐断的就是嫩的茎，反之就是老的，选购藜蒿时最好选择嫩的茎。

切法

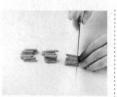

①洗净的藜蒿，切成相同大小的段。

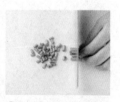

②洗净的藜蒿，切碎。

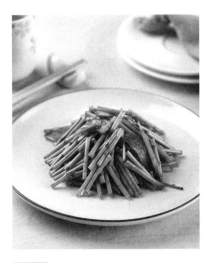

香肠炒藜蒿

原料

藜蒿............300 克
香肠............100 克
蒜、姜........各少许

调料

生抽................适量
盐 ....适量
食用油............适量

制作方法

❶ 藜蒿洗净，去老根，切段；香肠切片；姜切丝；蒜切片。

❷ 锅中下油，放入姜丝、蒜片爆香。

❸ 放入香肠，炒香，加入藜蒿、生抽、盐，炒至入味，装碗盛出即可。

这样吃：起到健脾开胃、助人饮食的作用。

藜蒿香干

原料

藜蒿.................................200 克
香干.................................150 克
干红辣椒............................ 少许

调料

盐、食用油 ....各适量

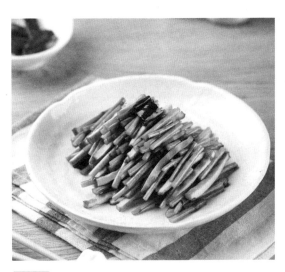

这样吃：具有利湿清热、利胆退黄的功效。

制作方法

❶ 藜蒿洗净切段；香干切条；干辣椒掰成段。

❷ 锅烧热倒油，下干辣椒至变色，倒入香干翻炒，炒至香干略变色。

❸ 倒入藜蒿，翻炒至藜蒿略变软即关火，调入盐调味即可。

紫苏

别名：白苏、赤苏、红苏、香苏、黑苏

Purple perilla

性味归经

性温，味辛，归肺、脾经

小档案

紫苏在我国种植应用约有近2000年的历史，主要用于药用、油用、香料、食用等方面，其叶、梗、果均可入药。

营养价值

含有蛋白质、纤维素、胡萝卜素、维生素、钾、钙、镁、磷、铁、挥发油等。

100g
热量约

82
大卡
calories

保存

◎**通风储存法：**放于阴凉干燥处，密封保存，以防香气散失。

◎**冰箱冷藏法：**直接晒干，再用保鲜袋装好放在冰箱的冷藏室保存。

◎**食盐储存法：**洗干净后在太阳下晒干，然后放些盐拌匀，保存在通风的地方。

烹饪指南

◎螃蟹体内细菌较多，蒸蟹时可放些紫苏叶，防止食用后腹泻。

如何选购

观外形　挑选时以色紫、叶大不碎、没有枝梗、香气浓郁者为佳。

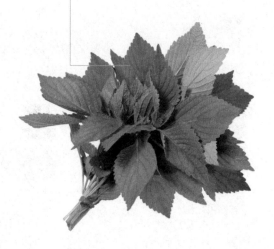

切法

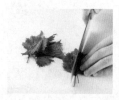

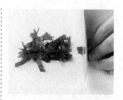

①洗净的紫苏，再切成块。

②洗净的紫苏，切碎。

紫苏煎黄瓜

原料

黄瓜.......200克
紫苏........15克
朝天椒.....25克
蒜末........少许

调料

盐.............3克
鸡粉..........3克
生抽.........适量
水淀粉......适量
食用油......适量

制作方法

❶ 洗好的朝天椒切圈；洗净的紫苏切碎；洗净去皮的黄瓜切片。

❷ 用油起锅，放入黄瓜片，煎香，盛出，沥干油。

❸ 锅留底油，放入蒜末，爆香，倒入朝天椒、黄瓜片、紫苏、生抽、盐、鸡粉、水淀粉，炒匀，盛出炒好的菜肴，装盘即可。

eat!

这样吃：起到散寒解表、宣肺止咳的作用。

菌菇类蔬菜和野菜

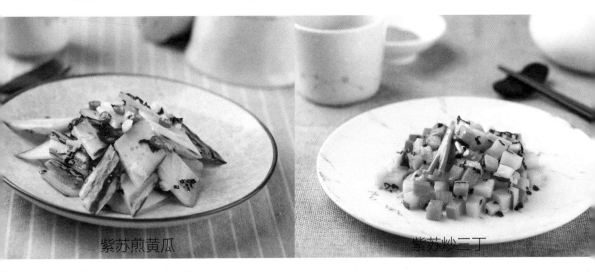

紫苏煎黄瓜

紫苏炒三丁

 ## 紫苏炒三丁

原料

土豆...... 150克
黄瓜...... 100克
胡萝卜.. 100克
紫苏叶.....30克
蒜末、姜片、葱白.........各少许

调料

盐.............适量
味精..........适量
鸡粉..........适量
蚝油..........适量
水淀粉......适量

制作方法

❶ 去皮洗净的土豆、胡萝卜、黄瓜均切块；紫苏叶切碎。

❷ 锅中注水烧开，加入盐、食用油、胡萝卜、土豆略煮，再倒入黄瓜，焯熟后捞出。

❸ 用油起锅，倒入蒜末、姜片、葱白，爆香，加入胡萝卜、土豆、黄瓜，炒香，放入盐、味精、鸡粉、蚝油、紫苏叶、水淀粉、熟油，拌匀，盛出装盘即成。

eat!

这样吃：具有理气和中、解毒的功效。

桔梗

别名：铃铛花、苦菜根、僧帽花、包袱花

Platycodon grandiflorum

性味归经

性平，味甘、苦，归肺经

小档案

桔梗，多年生草本，叶子卵形或卵状披针形，花暗蓝色或暗紫白色，可作观赏花卉，也可作野菜食用。其根可入药，有止咳祛痰、宣肺等作用。

营养价值

除含糖量较高外，还含较丰富的胡萝卜素、维生素 B_1、维生素 C 以及多种桔梗皂苷、远志皂苷等。

100g
热量约

45
大卡
calories

保存

◎放置于通风阴凉干燥处，低温保存。

烹饪指南

◎桔梗切片，可作煲汤药材，加入汤水与肉类搭配，煲出老火汤，营养美味。

如何选购

观外形

小指粗大小的桔梗为正常，购买时应选用形状规整的桔梗，长约 10 厘米。忌选有虫洞、发黑被蛀的。

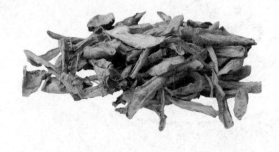

切法

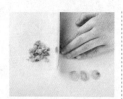

①洗净泡发的桔梗，切成丁。

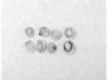

②洗净泡发的桔梗，切成片。

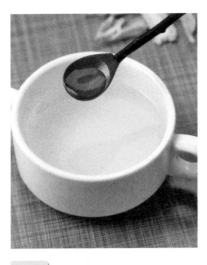

桔梗川贝饮

原料

川贝.............. 17 克
桔梗.............. 25 克

调料

冰糖.............. 20 克

制 作 方 法

❶ 砂锅中注水烧热，倒入桔梗，撒上洗净的川贝，拌匀。

❷ 盖上盖，煮约 30 分钟至其析出有效成分。

❸ 揭盖，加入冰糖，拌匀，煮至溶化，盛出，滤入杯中即成。

这样吃：起到祛痰止咳、利咽的作用。

芒果桔梗果茶

原料

芒果.................................185 克
桔梗...................................15 克

调料

冰糖.................................35 克

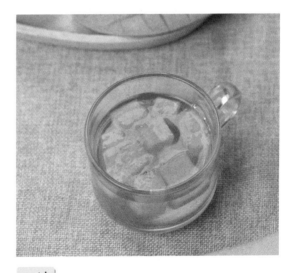

eat!

这样吃：具有镇咳、抗炎的效果。

制 作 方 法

❶ 将洗净的芒果切开，取果肉，切块。

❷ 砂锅中注水烧热，倒入洗净的桔梗，搅散，煮约 20 分钟至其析出有效成分。

❸ 倒入芒果肉，拌匀，煮至食材熟透，盛出，滤入碗中，再倒入冰糖，搅匀，放入芒果肉即可。

牛蒡

别名：大力子、东洋参、东洋萝卜、牛菜

Arctium lappa

性味归经
性寒，味辛、苦，归肺、胃经

小档案
牛蒡原产于中国，以野生为主，公元940 年前后传入日本，并被培育成优良品种，有"东洋参"的美誉。

营养价值
含水分、蛋白质、碳水化合物、脂肪、纤维素、胡萝卜素、维生素 C、多种矿物质。

100g
热量约

72
大卡
calories

保存
◎**通风储存法：**完整的牛蒡可用报纸包起来，直立放在阴暗处。

◎**冰箱冷藏法：**切段的牛蒡则需清洗干净后放在保鲜袋中，放入冰箱里冷藏。

◎**冰箱冷冻法：**可以将牛蒡煮熟后分装在塑胶袋中，再放入冷冻库中保存，如此不但能延长保存期限，烹调时也只需解冻即可使用，十分快速、方便。

烹饪指南
◎下锅前，将切好的牛蒡泡在醋里，能防止其特有的颜色改变，还可以去涩味。

如何选购

观外形 牛蒡外形酷似山药，挑选直径1 元硬币大小、长度 60 厘米以上、粗细均匀的较好。

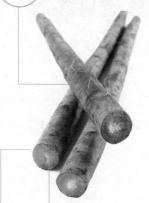

掂重量 可以用手掂量牛蒡的重量，同等大小的越重越好，表示内部没有空心，口感较好。

看颜色 表皮最好是淡褐色，不长根须。

切法

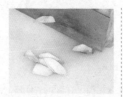 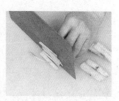

①洗净去皮的牛蒡，将牛蒡转动一下，依次切成滚刀块。

②洗净去皮的牛蒡块，平放，改刀，所有的牛蒡切细丝。

牛蒡丝瓜汤

原料

牛蒡.......120 克
丝瓜...... 100 克
姜片.........少许
葱花.........少许

调料

盐..............2 克
鸡粉..........少许

制作方法

❶ 洗净去皮的牛蒡切滚刀块；洗好去皮的丝瓜切滚刀块。

❷ 锅中注水烧热，倒入牛蒡、姜片，搅匀，煮约 15 分钟至其熟软。

❸ 倒入丝瓜，拌匀，煮至熟透，加入盐、鸡粉，搅匀，盛出，装碗，撒葱花即可。

eat！

这样吃：具有超级的清除血液垃圾的作用。

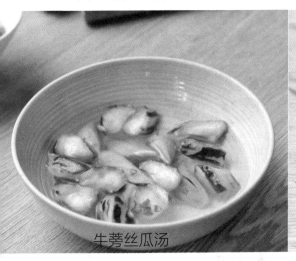
牛蒡丝瓜汤

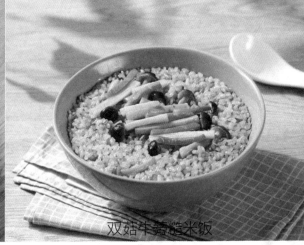
双菇牛蒡糙米饭

双菇牛蒡糙米饭

原料

糙米.........80 克
牛蒡.........50 克
蟹味菇.....30 克
杏鲍菇.....30 克
胡萝卜.....10 克

调料

酱油.......5 毫升
食用油......适量

制作方法

❶ 糙米洗净，提前用清水浸泡 2~3 小时；牛蒡洗净，削皮，切成细丝；胡萝卜洗净，去皮，切成细丝；杏鲍菇切成丝；蟹味菇切去根部。

❷ 锅中注油烧热，放入牛蒡丝、胡萝卜丝，加入酱油，煸炒片刻，盛出。

❸ 糙米放入电饭锅中，加入水、胡萝卜、牛蒡丝、杏鲍菇、蟹味菇，盖上电饭锅盖，焖煮至糙米饭熟即可。

eat！

这样吃：起到疏风散热、解毒消肿的作用。

枸杞叶

别名：地仙苗、枸杞尖、枸杞苗、枸杞菜

Boxthorn leaf

性味归经

性凉，味甘、苦，归肝、脾、肾经

小档案

枸杞属灌木或大灌木，生于沟岸及山坡或灌溉地埂和水渠边等处，野生和栽培均有，主要分布于华北、西北等地。

营养价值

富含甜菜碱、芦丁以及多种氨基酸和微量元素，还含有胡萝卜素、抗坏血酸、香草酸、水杨酸。

100g 热量约 **44** 大卡 calories

保存

◎最好是即买即食，也可以用塑料袋装好，放在冰箱中冷藏。

烹饪指南

◎烹煮的时间不宜过长，否则色泽不好，且营养也会流失很多。

如何选购

观外形 选择枸杞菜，宜选择茂密、菜梗粗壮、叶子大小相似的。

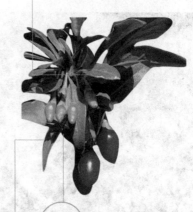

闻气味 菜味较浓者为佳。

看颜色 菜叶呈深绿色为最佳。

切法

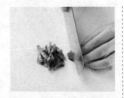

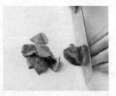

①洗净的枸杞叶，再切碎。

②洗净的枸杞叶，对半切开。

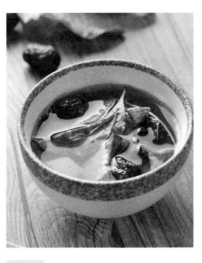

枸杞叶猪肝汤

原料

枸杞叶 .... 100 克
猪肝 .... 150 克
红枣 .... 30 克
姜片 .... 少许

调料

盐 .... 5 克
鸡粉 .... 4 克
胡椒粉 .... 3 克
料酒 .... 5 毫升
食用油 .... 少许

制作方法

❶ 把洗净的猪肝切成薄片，将猪肝片放碗中，加入盐、鸡粉、料酒、水淀粉，拌匀，腌渍 10 分钟。

❷ 锅中注水烧开，放入红枣、食用油、姜片，煮至红枣变软，加入盐、鸡粉、胡椒粉、枸杞叶，拌匀。

❸ 倒入猪肝片，拌匀，煮至食材熟透，盛入汤碗中即成。

这样吃：起到生津止渴、祛风明目的作用。

枸杞叶炒鸡蛋

原料

枸杞叶 .... 70 克
鸡蛋 .... 2 个
熟枸杞 .... 10 克

调料

盐 .... 2 克
鸡粉 .... 2 克
水淀粉 .... 4 毫升
食用油 .... 适量

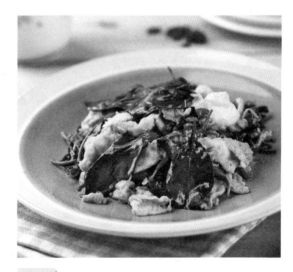

这样吃：具有清热止渴、补虚益精的功效。

制作方法

❶ 鸡蛋打入碗中，放入盐、鸡粉，用筷子打散、调匀。

❷ 锅中注入食用油烧热，倒入蛋液，炒熟，盛出。

❸ 锅底留油，倒入枸杞叶，炒熟，放入鸡蛋、盐、鸡粉、水淀粉，炒匀，将炒好的菜肴盛出，放入熟枸杞即可。

6 Part

番薯叶

别名：白薯叶、甘薯叶、地瓜叶

Sweet potato leaves

盛产期

秋季
（7月~9月）

1 2 3 4 5 6 7 8 9 10 11 12

性味归经
性微凉，味甘，归脾、胃、大肠经

小档案
番薯叶又称地瓜叶，旋地瓜秧蔓顶端的 10 ~ 15 厘米及嫩叶、叶柄合称茎尖，是地瓜茎叶中食味更好的部分，因其诱人的保健功能日益受到世人的青睐。

营养价值
含有胡萝卜素、维生素A、维生素C、钙、镁、钾、磷、铁、氨基酸、叶蛋白。

100g
热量约
58 大卡 calories

保存
◎保存时用半湿的报纸包起来，放在冰箱冷藏室可保存 3 ~ 5 天。

烹饪指南
◎烹饪时尽量选择凉拌或煲汤，营养流失较少。

如何选购

观外形　选购番薯叶时要挑选新鲜、色泽纯正、卷曲有力、无黄叶的。

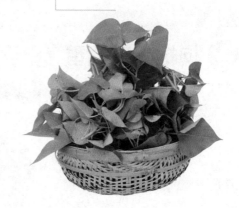

切法

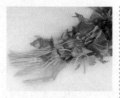
①洗净的番薯叶，切成相同大小的段。

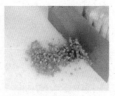
②洗净的番薯叶，切成粒。

清炒番薯叶

原料　　　　　　调料

番薯叶...350 克　盐 .... 适量

　　　　　　　　味精 .... 适量

　　　　　　　　食用油 ...... 适量

制作方法

❶ 从洗净的番薯藤上摘下红薯叶。

❷ 炒锅注入食用油烧热，放入番薯叶炒匀。

❸ 加入盐、味精，炒至入味，淋上熟油炒匀，盛盘中即成。

eat!

这样吃：有丰富维生素 A，可强化视力。

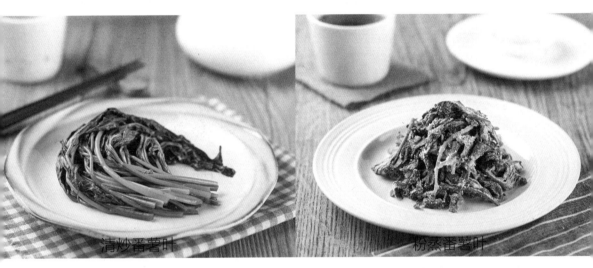

清炒番薯叶　　　　　　　粉蒸番薯叶

粉蒸番薯叶

原料　　　　　　调料

番薯 ...... 300 克　盐 .... 2 克

玉米粉 ..... 40 克　鸡粉 .... 2 克

　　　　　　　　料酒 .... 4 毫升

　　　　　　　　芝麻油 ...... 适量

制作方法

❶ 洗净的番薯叶切宽丝。

❷ 取一碗水，倒入番薯叶，搓洗；再取碗，倒入番薯叶、玉米粉，拌匀，加入盐、料酒、鸡粉，搅匀；将拌好的食材倒入蒸碗中。

❸ 蒸锅上火烧开，放入番薯叶，盖上锅盖，蒸 5 分钟至熟，取出，淋上芝麻油，即可食用。

eat!

这样吃：含丰富叶绿素，能够"净化血液"，帮助排毒。

蟹味菇

别名：玉蕈、斑玉蕈、荷叶离褶伞、蟹味菇

Hypsizygus marmoreus

性味归经

性寒，味咸，归肝、胆经

小档案

蟹味菇味比平菇鲜，肉比滑菇厚，质比香菇韧，口感极佳，还具有独特的蟹香味，在日本有"香在松茸、味在玉蕈"之说。

营养价值

含有丰富维生素和 17 种氨基酸，其中赖氨酸、精氨酸的含量高于一般菇类。

100g
热量约

0
大卡
calories

保存

◎蟹味菇冰箱冷藏保存，一般最长保持一周左右。

烹饪指南

◎蟹味菇可清炒、凉拌、火锅、煲汤等。

如何选购

观外形 菇形是规则的圆，大小均匀较好。好的蟹味菇在菇盖上有明显的大理石纹斑。菇盖也没有破损。

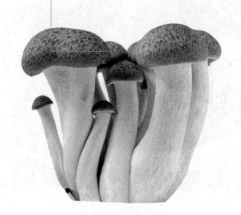

切法

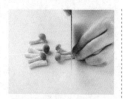

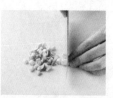

①洗净的蟹味菇，切成段。

②将洗净的蟹味菇，切碎。

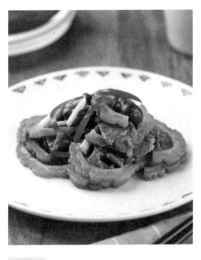

蒜香苦瓜蟹味菇

原料

苦瓜............ 120 克

蟹味菇 .... 60 克

牛肉............ 150 克

红椒丝 .... 30 克

蒜瓣................ 5 克

调料

盐 .... 适量

椰子油........ 10 毫升

制 作 方 法

❶ 洗净的苦瓜去籽，切片，放盐水浸泡 20 分钟；蟹味菇去根部，掰开；牛肉、蒜均切片。

❷ 热锅注油烧热，放入蒜瓣，爆香，加入牛肉、苦瓜、盐、蟹味菇，炒熟，盛出装盘。

❸ 摆上红椒丝，撒上黑胡椒粉即可。

这样吃：有助于儿童补充钙质、强壮骨骼，促进儿童的发育。

蟹味菇炒小白菜

原 料

小白菜 ....500 克

蟹味菇 ....250 克

姜片、蒜末、葱段............各少许

调 料

生抽............................... 5 毫升

盐、鸡粉、水淀粉、白胡椒粉各 5 克

蚝油、食用油..................各适量

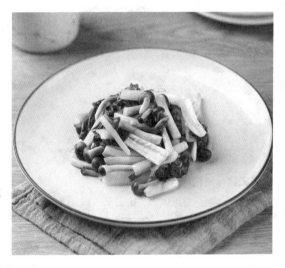

这样吃：可有效解决便秘问题，同时排出体内毒素。

制 作 方 法

❶ 洗净的小白菜切去根部，对半切开。

❷ 锅中注水烧开，加入盐、食用油、小白菜，焯煮片刻至断生，捞出，沥干；再将蟹味菇倒入锅中，焯煮片刻，捞出，沥干水分，装盘。

❸ 用油起锅，倒入姜片、蒜末、葱段，爆香，放入蟹味菇、蚝油、生抽、水、盐、鸡粉、白胡椒粉、水淀粉，翻炒至熟，盛出炒好的菜肴装盘即可。

口蘑

别名：白蘑菇、白蘑、蒙古口蘑、银盘

Tricholomagambosum

性味归经

性平，味甘，归肺、心经

小档案

口蘑伞盖肥厚，口感细腻软滑，气味极清香，味道异常鲜美，产于河北、内蒙古、黑龙江、吉林、辽宁等地。

营养价值

除基本的蛋白质、膳食纤维及多种维生素外，还富含硒、维生素D、钙、镁、锌等。

 100g 热量约 **277** 大卡 calories

保存

◎**通风储存法：** 在口蘑买来之后，从袋子中取出，可将报纸铺开，把口蘑平摊到报纸上，置于阴凉处晾干储存。

◎**冰箱冷藏法：** 口蘑应选择用保鲜袋装好，直接放在冰箱冷藏室保存。

烹饪指南

◎用口蘑制作菜肴时，不宜放味精或鸡精，以免损失原有的鲜味。口蘑宜与肉、菜食用。

如何选购

观外形 要仔细观察口蘑的外表面，要结构完整。观察菌盖，没有完全打开，或打开后没有破裂凋谢的才是好蘑菇。

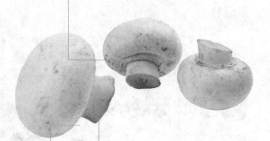

掂重量 购买的时候要用手掂一掂，或者捏一捏，特别沉的往往被添加了水分，这样的蘑菇不仅营养流失严重，还特别不易保存。

闻气味 闻一闻，有没有发酸的味道，如若有就不要选购了，这是经过处理的。

切法

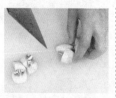

①洗净的口蘑纵向对切，横向切，切面与之前垂直，切成块状。

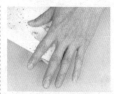

②直刀切出第一个口蘑片，切片，将粘在刀面的口蘑拨下集成堆。

蒜苗炒口蘑

原料

口蘑.......250 克
蒜苗.........2 根
朝天椒圈..15 克
姜片..........少许

调料

盐、鸡粉各 1 克
蚝油...........5 克
生抽.......5 毫升
水淀粉、食用油
............各适量

制作方法

❶ 洗净的口蘑切成厚片；洗好的蒜苗斜刀切成段。

❷ 锅中注水烧开，倒入口蘑，汆煮至断生，捞出，沥干水分，装盘。

❸ 另起锅注油，倒入姜片、朝天椒圈，爆香，放入口蘑、生抽、蚝油，翻炒至熟，加入水、盐、鸡粉、蒜苗，炒至断生，用水淀粉勾芡，翻炒至收汁，盛出装盘即可。

eat！

这样吃：含大量膳食纤维，具有防止便秘、促进排毒的作用。

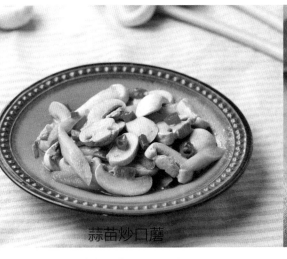

蒜苗炒口蘑

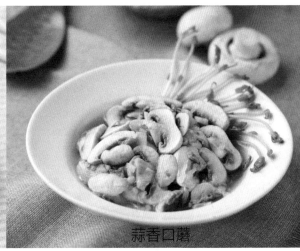

蒜香口蘑

蒜香口蘑

原料

口蘑..............300 克
豆苗、蒜苗....各少许

调料

盐、酱油、食用
油各..........适量

制作方法

❶ 口蘑洗净放到水里浸泡一会；口蘑切片，放入沸水中焯2～3分钟，捞出放凉。

❷ 热锅，放油，放入蒜煸香，放入口蘑翻炒一会儿。

❸ 加入酱油、盐，炒至入味，装碗，点缀上豆苗即可。

eat！

这样吃：可抑制血清和肝脏中胆固醇上升，对肝脏起到良好的保护作用。

香菇

别名：冬菇、香蕈、厚菇、花蕈、花菇

Mushroom

性味归经

性平，味甘，归胃经

小档案

香菇是世界第二大食用菌，也是我国特产之一，在民间素有"山珍"之称，它所含的营养物质对人体健康是非常有益的。

营养价值

含有蛋白质、氨基酸、脂肪、粗纤维、维生素 B_1、维生素 B_2、维生素C、烟酸、钙、磷、铁等。

100g 热量约

19 大卡 calories

保存

◎**通风储存法：** 干香菇放在干燥、阴凉、通风处可以长期保存，鲜香菇建议即买即食。

◎**冰箱冷藏法：** 新鲜香菇直接用保鲜袋装好，放入冰箱冷藏室，可以保存一周左右。

烹饪指南

◎如果香菇比较干净，只要用清水冲净即可，这样可以保存香菇的鲜味。

如何选购

观外形 主要是看形态和色泽以及有无霉烂、虫蛀现象。香菇一般以体圆齐整，杂质含量少，菌伞肥厚，盖面平滑为好。

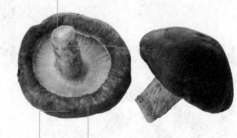

摸软硬 手捏菌柄，若有坚硬感，放开后菌伞随即膨松如故，则质量较好。

看颜色 菇面向内微卷曲并有花纹，颜色乌润，菇底白色的为最佳。

切法

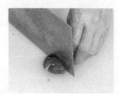

①取洗净的香菇，将柄切除，对半切成四块即可。

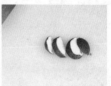

②洗净的香菇的柄切除，香菇从边上斜切成片。

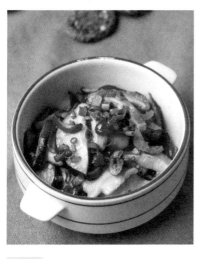

🍴 香菇蒸红枣

原料

鲜香菇..........60克
红枣............20克
葱花..............少许

调料

盐、鸡粉......各少许
生抽.............3毫升
生粉.................4克
芝麻油、食用油各适量

制作方法

❶ 洗净的香菇切块；洗好的红枣去核，取果肉，切丝。

❷ 香菇装碗，加入盐、鸡粉、生抽、红枣、生粉、食用油、芝麻油，拌至入味，装盘。

❸ 盘子转到烧开的蒸锅中，蒸5分钟，取出，撒上葱花即可。

这样吃：具有降血脂、降血压的功效。

🍴 香菇鱿鱼汤

原料

香菇.............................40克
虾仁.............................20克
鱿鱼.............................80克
姜片.............................20克

调料

鸡粉................................. 适量
盐 .... 适量

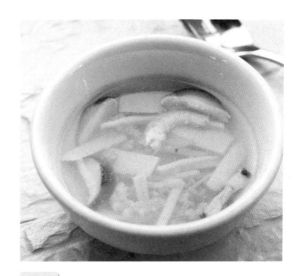

这样吃：对于预防皮肤炎症有一定的功效。

制作方法

❶ 洗净的香菇，切成片；处理好的鱿鱼，切成片。

❷ 锅中注水，加入鱿鱼、香菇，煮开。

❸ 放入虾仁、姜片、鸡粉、盐，煮至入味，装碗即可。

草菇

别名：苞脚菇、兰花菇、麻菇、稻草菇

Button mushroom

性味归经

性寒，味甘、微咸，归肺、胃经

小档案

草菇是一种重要的热带亚热带菇类，我国草菇产量居世界之首，主要分布于华南地区。素有"放一片，香一锅"的美誉。

营养价值

含蛋白质、氨基酸、脂肪、碳水化合物、维生素C、膳食纤维、尼克酸、维生素E、磷、钠、铁等。

100g
热量约

23
大卡
calories

保存

◎**通风储存法：**鲜草菇在 14 ~ 16℃条件下可保 1 ~ 2 天，所以可放在阴凉通风的地方保存。

◎**冰箱冷藏法：**鲜品可用保鲜膜封好，放置在冰箱冷藏室中，可保存 1 周左右。

◎**冰箱冷冻法：**在温度处于 -20℃ 左右时，使清洗好的草菇迅速冷冻，并在这个温度下保存，可以保持 3 个月左右，草菇的味道、色泽基本不变。

烹饪指南

◎适于做汤或素炒，可炒、熘、烩、烧、酿、蒸等，可作各种荤菜的配料。

如何选购

观外形 应选择新鲜幼嫩，螺旋形，硬质，菇体完整，不开伞，不松身，无霉烂，无破裂，无机械伤的草菇。

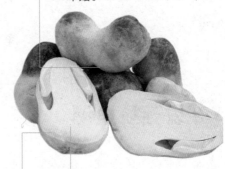

闻气味 可闻闻看有无异味，有异味的不要买。

看颜色 草菇颜色有鼠灰（褐）色和白色两种类型，应选择无表面发黄的草菇。

切法

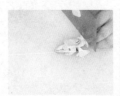

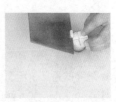

①草菇洗干净，去掉表面的脏东西，再切成片。

②草菇洗干净，去掉表面的脏东西，切十字刀。

西芹拌草菇

原料

草菇.......250 克
西芹...... 150 克
红椒.........10 克

调料

盐 ....6 克
鸡粉、白糖各 2 克
生抽、料酒各 5 毫升
芝麻油...3 毫升
食用油......少许

eat!

这样吃：能促进人体新陈代谢，提高
机体免疫力。

制作方法

❶ 洗净的红椒去籽，切块；洗净的西芹去除
老茎，切段；洗净的草菇切去根部。

❷ 锅中注水烧开，加入料酒、盐、鸡粉、食
用油、草菇，煮至熟，加入西芹、红椒，煮
至断生，捞出，装盘。

❸ 取碗，将煮好的食材倒入碗中，加入生抽、
盐、鸡粉、白糖、芝麻油，拌匀，调味，盛出
装盘即可。

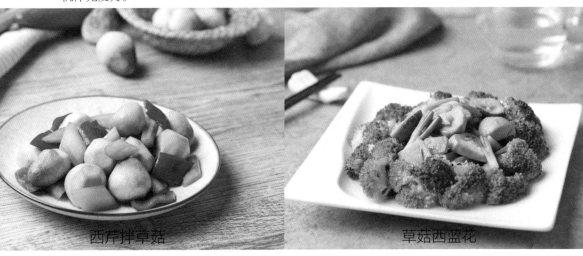

西芹拌草菇

草菇西蓝花

草菇西蓝花

原料

草菇.........90 克
西蓝花...200 克
胡萝卜片、姜末、
蒜末、葱段 ......
..............各少许

调料

料酒、蚝油各 8 克
盐、鸡粉各 2 克
水淀粉、食用油
.............各适量

eat!

这样吃：能消食去热，滋阴壮阳，增
加乳汁，防止坏血病。

制作方法

❶ 洗净的草菇切块；洗好的西蓝花切朵。

❷ 锅中注水烧开，加入食用油、西蓝花、草菇，
搅匀，分别煮至断生，捞出，沥干水分。

❸ 用油起锅，放入胡萝卜片、姜末、蒜末、
葱段，爆香，倒入草菇、料酒、蚝油、盐、鸡粉，
炒匀，加入水、水淀粉，炒匀，把西蓝花摆盘中，
盛出草菇即可。

平菇

别名：侧耳、秀珍菇、蚝菇、蚝菌、薄菇

Oyster mushroom

性味归经

性温，味甘，归肺、胃、肾经

小档案

平菇是日常食用菌中最普遍的一种，质地肥厚，嫩滑可口，有类似牡蛎的香味，鲜嫩诱人，价钱便宜，是百姓餐桌上的佳品。

营养价值

含蛋白质、糖、纤维、灰分、钙、磷、铁、钠、B 族维生素、维生素 C、氨基酸等。

100g 热量约 **20** 大卡 calories

保存

◎**通风储存法：**干品放置在干燥阴凉处可长期保存。

◎**冰箱冷藏法：**鲜品可用保鲜膜封好，放置在冰箱冷藏室中，可保存 1 周左右。

◎**容器储存法：**氧化反应是平菇质变的必经过程，如果切断供氧，则可抑制其氧化变质。可用铁罐、陶瓷缸等可密封的容器装贮平菇，容器应内衬食品袋。

烹饪指南

◎烹饪平菇时，不宜加过多的调料，以免失去其本身鲜美的味道。

如何选购

观外形 应选择个体完整无虫蛀、质地脆嫩而肥厚的八成熟的鲜平菇。八成熟的菇，菌伞不是翻张开的，而是边缘向内卷曲。

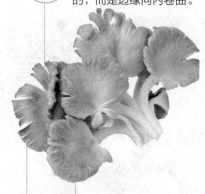

闻气味 选气味纯正清香、无异味的为好。

看颜色 市场上见的普通的平菇一般是淡灰色或者白色，应选颜色正常的。

切法

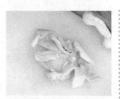

①取洗净的平菇，将菌柄与菌伞分离后，把菌伞切块。

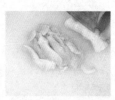

②取洗净的平菇，将菌柄与菌伞分离，再将菌柄切成条状。

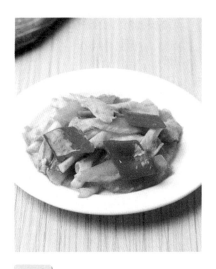

莴笋炒平菇

原料

莴笋............... 1 根
平菇............200 克
辣椒...............少许

调料

生抽............5 毫升
盐、食用油 .. 各适量

制 作 方 法

❶ 去皮的莴笋，切成片；平菇入淡盐水浸泡 10 分钟，撕成小片；洗净的辣椒，切成块。

❷ 锅中注水烧开，放入莴笋，焯水片刻，捞出沥干。

❸ 锅中注油，放入平菇、莴笋，炒至熟软，加入生抽、盐，炒匀，装碗即可。

这样吃：起到改善人体的新陈代谢的作用。

豆芽平菇汤

原料

豆芽...................................60 克
平菇...................................80 克

调料

盐、食用油 ....各适量

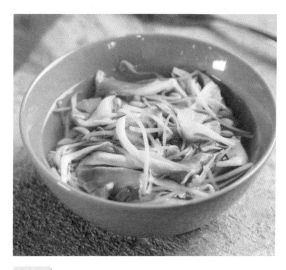

这样吃：具有追风散寒、舒筋活络的功效。

制 作 方 法

❶ 洗净的豆芽，去根须；洗净的平菇，撕成小片。

❷ 锅中注油，放入平菇，拌匀。

❸ 加入豆芽、盐，煮至入味，装碗即可。

金针菇

别名：金菇、冬菇、朴菇、冻菌、朴菰

Needle mushroom

性味归经

性凉，味甘滑，归脾、大肠经

小档案

金针菇为真菌植物门真菌冬菇的子实体，营养丰富，清香扑鼻。在自然界广为分布。

营养价值

含蛋白质、维生素A、维生素C、镁、钾、胡萝卜素、纤维素、磷等。

100g
热量约

26
大卡
calories

保存

◎**冰箱冷藏法：**用保鲜膜封好，放置在冰箱中，可存放一周。

◎**焯烫储存法：**金针菇用热水烫一下，再放在冷水里泡凉，然后再冷藏，可以保持原有的风味，在0℃左右约可储存10天。

烹饪指南

◎金针菇宜熟食，不宜生吃，变质的金针菇不要吃。

如何选购

观外形 金针菇菌盖中央较边缘稍深，菌柄上浅下深。

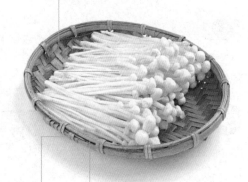

闻气味 没有原来的清香而有异味的，可能是经过熏、漂、染或用添加剂处理过的。

看颜色 品质良好的金针菇，颜色应该是淡黄至黄褐色，还有一种色泽白嫩的，应该是污白或乳白的。

切法

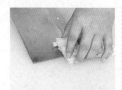

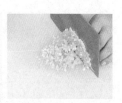

①洗净的金针菇，切成大小相同的段。

②洗净的金针菇，切成末。

金针菇蔬菜汤

原料

金针菇 .... 30 克
香菇 .... 10 克
上海青 .... 20 克
胡萝卜 .... 50 克
清鸡汤 ...... 300 毫升

调料

盐 .... 2 克
鸡粉 .... 3 克
胡椒粉 ...... 适量

制作方法

❶ 洗净的上海青切瓣；洗好去皮的胡萝卜切片；洗净的金针菇切去根部。

❷ 砂锅中注水，倒入鸡汤，煮沸。

❸ 倒入金针菇、香菇、胡萝卜，拌匀，续煮至熟，再放入上海青、盐、鸡粉、胡椒粉，拌匀，盛出煮好的汤料，装入碗中即可。

eat！

这样吃：增强体内的生物活性，促进新陈代谢。

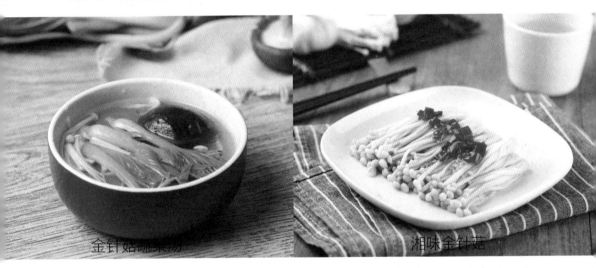

金针菇蔬菜汤　　　　　　　　　　湘味金针菇

湘味金针菇

原料

金针菇 ... 200 克
剁椒 .... 10 克

调料

盐 .... 2 克
水淀粉 . 10 毫升

制作方法

❶ 取蒸盘，放入洗好的金针菇，铺开。

❷ 备好电蒸锅，放入蒸盘，蒸至食材熟透，取出。

❸ 用油起锅，放入剁椒、盐、水淀粉，拌匀，调成味汁，盛出，浇在蒸熟的金针菇上即成。

eat！

这样吃：起到抗菌消炎、消除重金属毒素、抗肿瘤的作用。

猴头菇

别名：刺猬菌、猴头菌、羊毛菌、猴菇菌

Hericium erinaceus

性味归经

性平，味甘，归脾、胃、心经

小档案

猴头菇是中国传统的四大名菜（猴头、熊掌、海参、鱼翅）之一，菌伞表面长有毛茸状肉刺，子实体圆而厚，鲜品为白色，被誉为"素中之荤"。

营养价值

含蛋白质、粗纤维、维生素E、钾、钠、钙、镁、铁、锌、磷、灰分、尼克酸、抗坏血酸。

100g
热量约

13
大卡
calories

保存

◎**冰箱冷藏法：**有条件的可把装猴头菇的容器密封，置于冰箱贮存。

◎**密封贮存法：**可用铁罐、陶瓷缸等可密封的容器装贮猴头菇，容器应内衬食品袋。尽量少开容器口，封口时要排出衬袋内的空气，或用抽氧充氮袋装贮。

烹饪指南

◎使用淘米水洗涤，可以祛除猴头菇的涩味，提高猴头菇的香味，泡好的猴头菇口感更柔软。

如何选购

观外形 菇形圆整，个头均匀，茸毛齐全，无畸形，无虫蛀，毛刺均匀的为优等猴头菇。

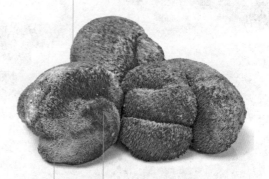

闻气味 伪劣猴头菇，带有一股刺鼻气味，切记不要购买。

看颜色 质量好的猴头菇呈金黄色或黄里带白，新鲜时呈白色，干制后呈褐色或金黄色。

切法

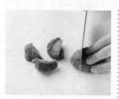

①洗净的猴头菇，切成块。

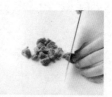

②洗净的猴头菇，切成丁。

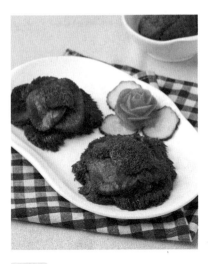

香卤猴头菇

原料

水发猴头菇 .. 100 克

八角............. 10 克

桂皮............. 10 克

枸杞............. 10 克

姜片.................少许

调料

生抽.............5 毫升

盐、鸡粉......各 2 克

白糖...............3 克

料酒.............8 毫升

鸡汁...........10 毫升

水淀粉 ....6 毫升

老抽、食用油各适量

制作方法

❶ 洗好的猴头菇切成片。

❷ 用油起锅，放入姜片、八角、桂皮，炒香，加入水、生抽、盐、鸡粉、白糖、料酒、鸡汁、老抽，拌匀，煮沸。

❸ 放入猴头菇，卤至食材入味，淋入水淀粉，炒匀，盛出炒好的食材，装盘即可。

这样吃：能调节血脂，利于血液循环。

虫草花猴头菇竹荪汤

原料

虫草花................................适量

猴头菇................................适量

竹荪....................................适量

怀山药................................适量

太子参................................适量

瘦肉................................200 克

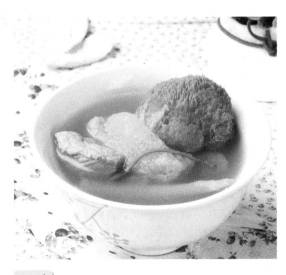

这样吃: 具有提高机体免疫力的功能，可延缓衰老。

制作方法

❶ 将猴头菇、虫草花、太子参、怀山药均放入碗中，注水泡发，捞出，沥干水分，装盘。

❷ 沸水锅中放入洗净的瘦肉块，汆煮至去除血水和脏污，捞出，沥干水分，装盘。

❸ 砂锅注水，倒入瘦肉、猴头菇、竹荪、虫草花、太子参、怀山药，拌匀，煮至食材有效成分析出，加入盐，搅匀，盛出，装碗即可。

茶树菇

别名：杨树菇、柳松茸、茶薪菇、茶菇

Agrocybe cylindracea

性味归经

性平，味甘，归脾、胃、肾经

小档案

茶树菇隶属真菌门，盖嫩柄脆，味纯清香，口感极佳，可烹制成各种美味佳肴，其营养价值超过香菇等其他食用菌。

营养价值

含有蛋白质、氨基酸、赖氨酸、葡聚糖、菌蛋白、碳水化合物、抗癌多糖、B族维生素和钾、钠等。

100g
热量约

279
大卡
calories

保存

◎**通风储存法：** 先包一层纸，再放入塑料袋，置于阴凉通风干燥处保存即可。

◎**冰箱冷藏法：** 用保鲜袋将茶树菇装起来，放入冰箱冷藏。注意，要注意经常拿出来通通风，否则容易霉变。如果是茶树菇干，则可以保存数月。

烹饪指南

◎泡发茶树菇的水可放菜中一并使用，以便保证菜的原汁原味。

如何选购

观外形

我们在挑选茶树菇的时候容易忽略一点，就是其粗细、大小是否一致。稍微有些偏棕色的比较好。

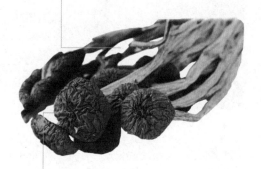

 闻气味

判断茶树菇是否清香，闻起来有霉味的茶树菇不要买。

切法

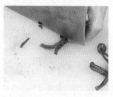

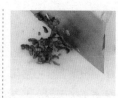

①将洗净泡发的茶树菇切成大小相同的段。

②洗净泡发的茶树菇，切碎。

茶树菇草鱼汤

原料

水发茶树菇90克
草鱼肉...200克
姜片..........少许
葱花..........少许

调料

盐、鸡粉各3克
胡椒粉.......2克
料酒.......5毫升
芝麻油.......3毫升
水淀粉...4毫升

eat!

这样吃：有清热、平肝、明目的功效。

制作方法

❶ 洗好的茶树菇切去老茎；洗净的草鱼肉切成片，鱼片装碗，加入料酒、盐、鸡粉、胡椒粉、水淀粉、芝麻油，拌匀，腌渍10分钟。

❷ 锅中注水烧开，放入茶树菇，煮至七成熟，捞出，沥干水分。

❸ 另起锅，注入水烧开，倒入茶树菇、姜片、芝麻油、盐、鸡粉、胡椒粉，拌匀，煮沸，放入鱼片，煮至变色，盛出，装碗，撒入葱花即可。

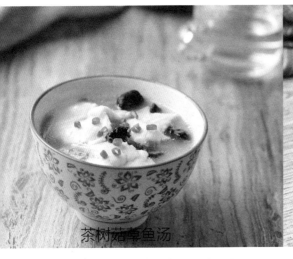

茶树菇草鱼汤

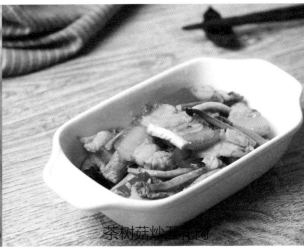

茶树菇炒五花肉

茶树菇炒五花肉

原料

茶树菇.....90克
五花肉...200克
红椒.........40克
姜片、蒜末、葱
段..........各少许

eat!

这样吃：促进血液和水分新陈代谢，有利尿作用。

调料

盐、鸡粉各2克
生抽.......5毫升
料酒.....10毫升
水淀粉...5毫升
豆瓣酱.....15克
食用油......适量

制作方法

❶ 洗净的红椒去籽，切块；洗好的茶树菇去根部，切段；洗净的五花肉切片。

❷ 锅中注水烧开，放入盐、鸡粉、食用油、茶树菇，拌匀，煮1分钟，捞出，沥干水分。

❸ 用油起锅，放入五花肉，炒匀，加入生抽、豆瓣酱、姜片、蒜末、葱段、料酒、茶树菇、红椒、盐、鸡粉、水淀粉，炒至熟，盛出炒好的菜肴即可。

竹荪

别名：竹参、长裙竹荪、雪裙仙子

Bamboo fungus

冬季
（10月~12月）

| 1 | 2 | 3 | 4 | 5 | 6 | 7 | 8 | 9 | 10 | 11 | 12 |

性味归经
性凉，味甘、微苦，归肺、胃经

小档案
竹荪是寄生在枯竹根部的一种隐花菌类，营养丰富，香味浓郁，滋味鲜美，名列"四珍"之首。

营养价值
含有粗蛋白、粗脂肪、碳水化合物、多种氨基酸、灰分、多种维生素、膳食纤维、铁、锌、铜。

 100g 热量约 **19** 大卡 calories

保存
◎**通风储存法：**放置在阴凉通风处保存，而且要注意防虫蛀。
◎**容器储存法：**干制竹荪可放在密封罐内保存。

烹饪指南
◎竹荪久煲不烂，适宜与肉类食材（特别是鸡肉）一起炖汤，味道鲜美。

如何选购

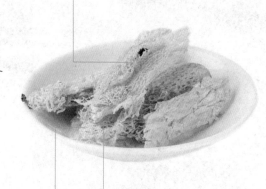

观外形 干燥，朵形完整。

闻气味 优质竹荪有自然芳香味，无异味。

看颜色 淡黄色，根部颜色略深，不要买看上去雪白漂亮的竹荪。

切法

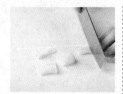
①竹荪泡发后，再切成相同的段。

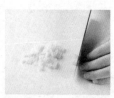
②先将竹荪泡发后，再切成丁。

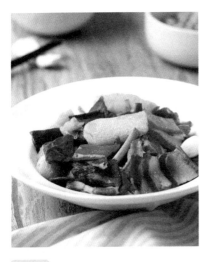

这样吃：具有滋补强壮、益气补脑的功效。

腊肉竹荪

原料

水发竹荪........80 克

腊肉............100 克

水发木耳........50 克

红椒............45 克

葱段、姜片 ..各少许

调料

生抽............5 毫升

盐 ....2 克

鸡粉..............2 克

水淀粉.........4 毫升

制 作 方 法

❶ 泡发好的竹荪切段；腊肉切成片；洗净红椒切开去籽切块。

❷ 沸水锅中，放竹荪、腊肉，均焯水，捞出。

❸ 热锅注油烧热，倒入腊肉，炒香，放入姜片、葱段、木耳、红椒、生抽、水、竹荪、盐、鸡粉，搅匀，加入水淀粉，煮至入味，盛出装盘即可。

竹荪黄瓜汤

原料

黄瓜.................................200 克

水发竹荪...........................90 克

枸杞................................10 克

鸡汤............................200 毫升

调料

盐 ....少许

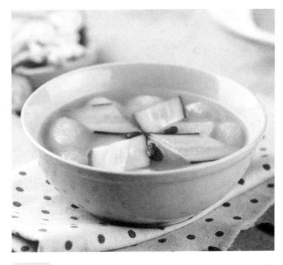

这样吃：起到补气养阴、润肺止咳的作用。

制 作 方 法

❶ 洗净的黄瓜切片；洗好的竹荪切段。

❷ 锅中注入鸡汤，煮沸，放入竹荪、黄瓜，拌匀，煮至食材熟软。

❸ 加入盐，撒上枸杞，拌匀，煮至汤汁入味，盛出煮好的汤料，装碗即成。

秀珍菇

别名：环柄香菇

Pleurotus geesteranus

性味归经

性凉，味甘滑，归脾、大肠经

小档案

秀珍菇学名为环柄香菇，是从台湾引进的一种菌类新品，将凤尾菇的采收时间适当提前，于是就出现了我们现在看到的秀珍菇。秀珍菇味道异常鲜美，营养价值极高。

营养价值

富含蛋白质、粗脂肪、还原糖、糖分、木质素、纤维素、果胶。

100g
热量约

485
大卡
calories

保存

◎新鲜的秀珍菇应保存在低温透气的地方，保存时间不宜超过3天。干的秀珍菇应密封保存在干燥阴凉处，注意防潮。

烹饪指南

◎浸泡秀珍菇的水也可用来烹调，可使秀珍菇的鲜味充分渗入菜式中。

如何选购

观外形 选鲜菇时，菌盖、菌杆都得挑。优质鲜香菇要菇形圆整，菌盖下卷，菌肉肥厚，菌褶白色整齐，干净干爽，菌盖以3~6厘米为好；菌柄短粗鲜嫩，大小均匀。

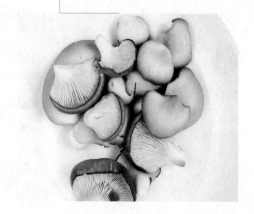

切法

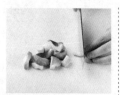

①洗净的秀珍菇，切成块。

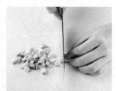

②洗净的秀珍菇，切成丁。

红油拌秀珍菇

原料

秀珍菇 .. 160 克
葱 .... 少许

调料

红油 .... 适量

制作方法

❶ 洗净的秀珍菇，装碗；洗净的葱，切成圈。

❷ 锅中注水烧开，倒入秀珍菇，捞出，沥干水分。

❸ 装碗，加入红油，拌至均匀，撒上葱花即可。

eat！

这样吃：可调节新陈代谢，起到镇静安神的作用

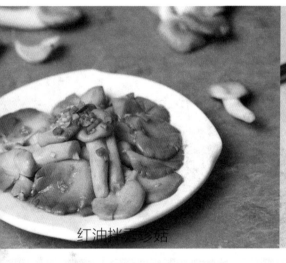
红油拌秀珍菇

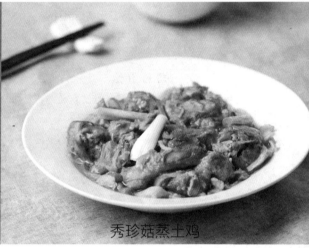
秀珍菇蒸土鸡

秀珍菇蒸土鸡

原料

土鸡 ...... 150 克
秀珍菇 ..... 80 克
葱段、姜丝 ......
.... 各少许

调料

料酒 .... 8 毫升
生抽 .... 5 毫升
盐 .... 适量

制作方法

❶ 把秀珍菇洗净，平铺在碟子里；鸡肉洗净切块，铺在秀珍菇上面。

❷ 撒上盐、姜丝、生抽，放入蒸锅内大火蒸20分钟。

❸ 出锅时撒上葱段提香即可。

eat！

这样吃：能预防便秘，适合减肥人士食用。

杏鲍菇

别名：干贝菇、雪茸刺芹、侧耳、芹侧耳

Pleurotus eryngii

性味归经
性凉，味甘，归肝、胃经

小档案
杏鲍菇是近年来开发栽培成功的集食用、药用、食疗于一体的珍稀食用菌新品种。菌肉肥厚似鲍鱼，因而得名杏鲍菇。

营养价值
富含蛋白质、碳水化合物、维生素及钙、镁、铜、锌等，含有 18 种氨基酸。

100g
热量约

31
大卡
calories

保存
◎**冰箱冷冻法**：将新鲜杏鲍菇装在保鲜袋中，放在冰箱冷冻室内，随吃随取。
◎**容器储存法**：杏鲍菇可以风干保存。若需长期保存，可放在一个干净的玻璃瓶内，然后投入适量用文火炒至暗黄的糯米，待凉后放入封严，搁阴凉处。

烹饪指南
◎杏鲍菇肉质肥嫩，适合炒、烧、烩、炖、做汤及火锅用料，亦适宜西餐；即使做凉拌菜，口感都非常好，加工后口感脆、韧，呈白至奶黄色，外观好。

如何选购

观外形 菌肉肥厚，质地脆嫩，特别是菌柄组织致密、结实、乳白者为佳。

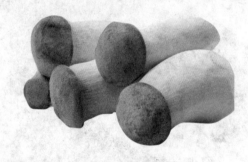

切法

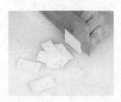

①洗净的杏鲍菇，切成片。

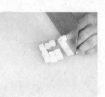

②洗净的杏鲍菇，切成丁。

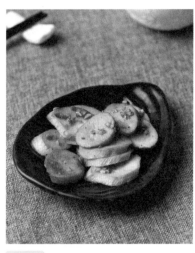

蒜香杏鲍菇

原料

杏鲍菇 .... 150 克
大蒜 .... 10 克

调料

生抽 .... 5 毫升
盐、食用油 .. 各适量

制作方法

❶ 杏鲍菇洗净切片；大蒜拍打，切碎。

❷ 锅中注油，倒入大蒜，爆香。

❸ 放入杏鲍菇、生抽、盐，炒至入味，装碗即可。

这样吃：可改善身体新陈代谢，对美容养颜很有帮助。

鲍汁杏鲍菇

原料

杏鲍菇 .... 120 克
生姜 .... 10 克

调料

鲍汁 .... 6 毫升
盐 .... 适量

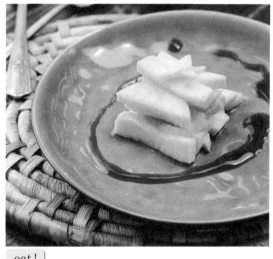

这样吃：增强免疫力，具有抗病毒、抗肿瘤作用。

制作方法

❶ 杏鲍菇洗净切片；生姜去皮，切成片。

❷ 锅中注水烧开，倒入杏鲍菇，焯水至熟软，捞出，沥干水分。

❸ 装碗，挤上鲍汁。

银耳

别名：白木耳、雪耳、银耳子

Tremella fuciformis

性味归经

性平，味甘、淡，归肺、胃、肾经

小档案

银耳有"菌中之冠"的美称。夏、秋季生于阔叶树腐木上，分布于我国浙江、福建、江苏、江西、安徽等十几个省份。

营养价值

含蛋白质、脂肪、碳水化合物、钙、磷、铁、维生素 D、B 族维生素、烟酸以及16 种氨基酸。

100g
热量约

200
大卡
calories

保存

◎**通风储存法：** 干品置于阴凉通风处可长期保存，但要注意防虫蛀。

◎**容器储存法：** 银耳易受潮，可先装入瓶中，密封，再放于阴凉干燥处保存。

烹饪指南

◎选用偏黄一些的银耳口感较好，炖好的甜品放入冰箱冰镇后饮用，味道更佳。

如何选购

观外形 优质银耳耳花大而松散，耳肉肥厚，朵形较圆整，大而美观。

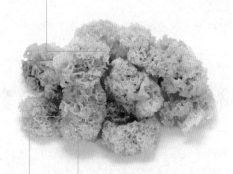

闻气味 银耳受潮会发霉变质，如能闻出酸味或其他异味，则不能食用。

看颜色 银耳的色泽应当呈白色或微黄，蒂头无黑斑或杂质。

切法

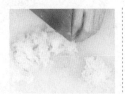

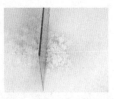

①洗净的银耳，去蒂，切成朵。

②洗净的银耳，去蒂，切碎。

木瓜银耳汤

原料

木瓜..............................200 克
枸杞..............................30 克
水发莲子.........................65 克
水发银耳.........................95 克
冰糖..............................40 克

eat!

这样吃：所含特殊的胶质，能让皮肤保水度增加。

制作方法

❶ 洗净的木瓜切块。

❷ 砂锅注水烧开，倒入木瓜、银耳、莲子，搅匀，续煮 30 分钟至食材变软。

❸ 放入枸杞、冰糖，拌匀，煮至食材入味，盛出煮好的甜品汤，装碗即可。

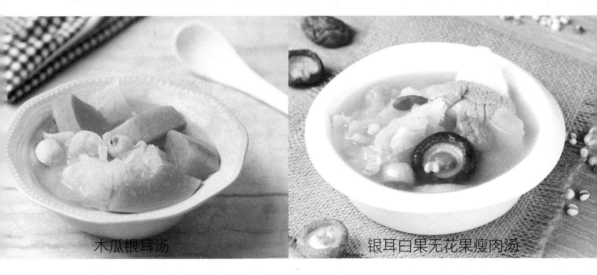

木瓜银耳汤

银耳白果无花果瘦肉汤

银耳白果无花果瘦肉汤

原料

瘦肉..............200 克
水发银耳..........80 克
无花果、枸杞各..15 克
白果、莲子各...15 克
水发香菇..........4 个
薏米..............40 克

调料

盐..............2 克

制作方法

❶ 洗净的瘦肉切大块。

❷ 锅中注水烧开，倒入瘦肉，氽煮片刻，捞出，沥干水分，装盘。

❸ 砂锅中注水，倒入瘦肉、银耳、白果、无花果、香菇、薏米、莲子、枸杞，拌匀，煮至析出有效成分，加入盐，拌片刻至入味，盛出，装碗即可。

eat!

这样吃：起到补脾开胃、益气清肠的作用。

木耳

别名：黑木耳、云耳、树耳、光木耳

Agaric

盛 产 期

夏、秋季
（4月~9月）

| 1 | 2 | 3 | 4 | 5 | 6 | 7 | 8 | 9 | 10 | 11 | 12 |

性味归经
性平，味甘，归胃、大肠经

小档案
木耳因生长于腐木之上，其形似人的耳朵，故名。色泽黑褐，质地柔软，味道鲜美，营养丰富，可素可荤。

营养价值
富含碳水化合物、蛋白质、铁、钙、磷、胡萝卜素、维生素等。

100g
热量约
21
大卡
calories

保存

◎**通风储存法：**木耳应放在通风、透气、干燥、凉爽的地方保存，避免阳光长时间照射。

◎**冰箱冷藏法：**用塑胶袋封严，放入冰箱冷藏室冷藏保存。

◎**纸箱储存法：**找一个纸箱，下面放一层干净的纸，然后把木耳放在纸箱中，再将纸箱放入冰箱。

烹饪指南

◎干木耳烹调前宜用温水泡发，泡发后仍然紧缩在一起的部分不宜吃。

如何选购

观外形 优质的黑木耳干制前耳大肉厚，长势坚挺有弹性。干制后整耳收缩均匀，干薄完整，手感轻盈，拗折脆断，互不黏结。

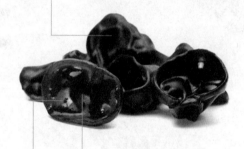

闻气味 优质黑木耳口感纯正无异味，有清香气。

看颜色 品质良好的木耳，耳面乌黑光亮，耳背稍呈现灰暗。

切法

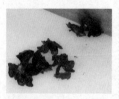

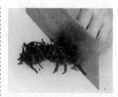

①洗净泡发的木耳，切成块。

②洗净泡发的木耳，切成丝。

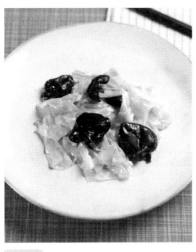

炒黑木耳圆白菜

原料

圆白菜............1 个
黑木耳（水发）120 克

调料

盐、食用油..各适量

制作方法

❶ 圆白菜用手撕片；黑木耳切成蒂。

❷ 锅中注水烧开，倒入圆白菜、黑木耳，焯水片刻，捞出沥干。

❸ 锅中注油烧热，放入黑木耳，翻炒均匀，再加入圆白菜、盐，炒至入味即可。

这样吃：具有益气强身、滋肾养胃的功效。

黑木耳大枣粥

原料

黑木耳 ....5 克
红枣..3 颗
大米..50 克

调料

冰糖....................................3 克

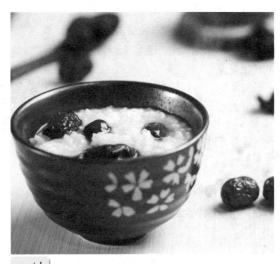

这样吃：起到阻止血液胆固醇沉积和凝结的作用。

制作方法

❶ 黑木耳放入温水中泡发，择去蒂，除去杂质，撕成小片；大米用水冲干净，浸泡。

❷ 锅中注水，倒入黑木耳、红枣、大米，煮至黏稠。

❸ 加入冰糖，搅拌即可。

白灵菇

别名：翅鲍菇、百灵芝菇、克什米尔神菇

Pleurotus nebrodensis

性味归经

性温，味甘，归肝经

小档案

白灵菇是一种高蛋白、低脂肪的珍稀食用菌。菇身呈白色、厚实、肉质细腻，白灵菇富含18种氨基酸和矿物质，适合需要补钙的中老年人及青少年食用。

营养价值

有7种必需氨基酸，含有维生素C、E和丰富的钾、钙、锌、硒等13种以上的矿物质。

100g
热量约

23
大卡
calories

保存

◎白灵菇需要冷藏保存，在冰箱中可以保存7~10天。

烹饪指南

◎白灵菇个头较大，在炒菜时一般将白灵菇撕成丝再烹调。

如何选购

观外形 挑选菇体色泽洁白，菌肉坚实，无畸形，无破损的。菌褶变褐、菇面发黄变褐的不要选。

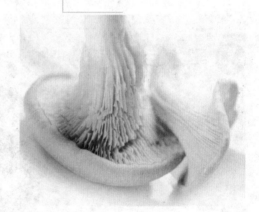

切法

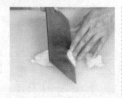

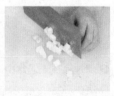

①洗净的白灵菇，切成片。

②洗净的白灵菇，切成丁。